COVID LONG

Dans l'enfer d'un mal méconnu…

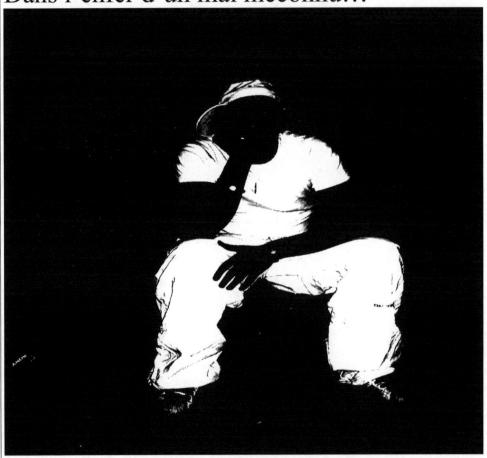

Farès Guedjali

A Allah, qui m'a gardé , qui m'a guidé , et dont jamais l'amour ne peut être à court.
Que ta douceur nous atteigne et nous apporte la quiétude dans nos nuits de combat.

A ma mère qui me manque.
Je place ma confiance en Dieu pour que ta place soit auprès de Lui.
Et que tu puisses baigner dans la lumière, toi qui passait la plupart de ton temps entre 4 murs sombres.
Je t'aime au-delà des mondes.

A mes amours de filleuls, Qyâm-Owen et Imane.
Je vous aime ici et ailleurs.

Sommaire :

Tableau de Bord 1 (Premier confinement)

Chapitre 1
A ASSITAN (Clefs religieuses)
B LARY (Clefs Alimentaires)

Tableau de bord 2 (Deuxième confinement)

Chapitre 2
A PHYSIOLOGIE
B PSYCHOLOGIE

Tableau de Bord 3

Chapitre 3
A HIBA (Clefs Naturopathiques)
B LALA SAWSENE (Clefs Spirituelles)

Tableau de Bord 4

Chapitre 4
A EXUTOIRE (Ecriture de poésies)
B CAMILLE (Clefs Terre à Terre)

__Tableau de bord 1__

Covid, 17 Mars 2020, premier confinement.

Nous entrons en plein confinement après l'élocution du « Président »
Nous sommes en guerre !!!
Sans que je le sache ce soir-là, l'égrégore de la peur m'a affecté et en voici les conséquences.
Premier jour :
Je me sens prêt à kiffer mon confinement. Ça va être la période qui va me permettre d'apprendre de nouvelles choses, de me rapprocher de Dieu, de pouvoir faire un peu de sport à la maison, d'encourager mes amis sur les réseaux sociaux… Très belle journée.
Deuxième journée :
Les premiers symptômes pointent le bout de leur nez.

J'ai la gorge qui gratte, un poids dans la poitrine, une toux sèche, une fièvre oscillante, une perte d'appétit et de goût, des courbatures, des maux de tête, de grosses angoisses et des insomnies (impossible de dormir pendant 9 nuits consécutives).
Ces nuits sont horribles, j'ai chaud, j'ai des hallucinations. Et surtout, j'ai peur de ne plus jamais réussir à dormir.
Je regarde régulièrement les informations, j'ai peur pour ma santé qui décline mais aussi peur de perdre mes proches, ma famille, mes amis, mes filleuls.
La peur et la maladie m'affaiblissent à grande allure.
Je ne dors pas et je ne mange pas faute de goût. Au petit matin, étant faible, je fais un malaise vagal. J'arrive à m'allonger à temps au sol, jambes levées puis je me hisse dans la cuisine pour boire de l'eau sucrée. L'angoisse m'étrangle.
Azize, un de mes meilleurs amis trouve le courage de venir pour m'aider un peu et me prépare une tisane à base de gingembre, miel citron.
J'essaye de dormir en journée mais cela m'est également impossible.
Je passe donc mes journées avachi sur le canapé à regarder films, séries et informations tout en contemplant mes pensées anxiogènes.
Impossible de me doucher pendant 9 journées également, j'appelle à plusieurs reprises le SAMU mais ils considèrent que je respire encore bien.
En fait, j'ai plus peur de ne pas dormir que du manque d'oxygène. J'ai toujours été un grand bébé pour dormir, et là, soudainement, je ne dors plus.
Au téléphone, les médecins me disent que les insomnies sont dues à la peur alors que je sens en moi-même que ce n'est pas le cas (ce n'est que bien plus tard, que certains médecins confirmeront que le Covid peut créer des insomnies chez certains d'entre nous).

Nous entrons tout doucement dans l'ère Covid où l'on ne sait absolument rien de ce virus.
À la télévision, en Italie, un homme horrifié de devoir vivre avec sa sœur décédée du Covid chez lui, et personne ne veut récupérer le corps. Je me sens en détresse, la peur au ventre de mourir de la même façon.
Je tente tout de même de me lever mais la respiration est tellement faible que je ne tiens pas debout. Je me fais violence et essaye de sortir dans la petite cour de ma résidence du 19e arrondissement de Paris. Rien n'y fait, je suffoque, je remonte les deux étages qui me semblent en faire 30.
Les jours et les nuits passent au ralenti. Je suis comme dans une spirale.
Le SAMU accepte de passer à la maison mais, après avoir vérifié mes constantes, ils estiment que je vais suffisamment bien pour ne pas aller à l'hôpital.
Parallèlement, je suis écouté par une cellule de psychologues de Franche-Comté.
 La psychologue tente de me rassurer mais je sens que ce n'est pas une peur qui m'appartient mais plutôt, comme je le décrirais plus tard, une zone de mon cerveau qui gère les angoisses qui est affectée. D'où le fait que j'ai beau intellectualiser, je ne raisonne pas.
Je discute avec des amis sur les réseaux qui prennent de mes nouvelles régulièrement, d'autres qui sont aussi touchés par le virus mais qui sont complètement asymptomatiques ou qui ont des petits maux légers.
Finalement, après plusieurs appels au SAMU, je suis rentré dans une phase de détresse respiratoire. J'ai perdu 10 kg à ce moment-là.

Nous sommes au 29 Mars 2020,

J'appelle à nouveau les urgences et reste plus de 20 minutes paniqué au téléphone.
Personne ne décroche et je me sens mourir d'un manque d'oxygène.
Azize, repasse à la maison voir mon état, il avait lui-même eu le Covid sans grande gravité et se sentait suffisamment protégé pour me venir en aide. Merci à lui.
Ils finissent par me répondre et me voient complètement essoufflé au téléphone.
Ils arrivent…
Une camionnette blanche et orange, avec des personnes en combinaison. Azize leur ouvre la porte. Je suis dans l'incapacité de me lever. M'asseoir est déjà une torture. Ils reprennent à nouveau mes constantes.
Je suis donc emmené et hospitalisé 4 jours à l'hôpital Saint Louis dont deux sous oxygène.
Arrivé sur place, je suis installé dans le couloir, sur un brancard en attendant d'être reçu par une infirmière. Ce qui arrive une vingtaine de minutes plus tard.
Une douce et rassurante infirmière arrive, pousse le lit jusqu'à dans le box prévu à cet effet. Elle vérifie mon identité, prend à nouveau mes constantes, me fait un test PCR (premier traumatisme), me pose une perfusion, effectue mes gaz du sang, prend une radio des poumons et me dit qu'elle reviendra me voir lorsque les résultats du PCR seront arrivés. Il est 14h30 à ce moment-là.
J'ai mon téléphone en main. Je donne quelque nouvelles et tente de m'endormir sans grand succès. Le temps passe mais dans ma tête, il s'est arrêté.
Vais-je mourir ici, sans avoir pu dire adieu à tout ceux que j'aime ?
Reverrais je ma mère, mes frères et sœurs, mes amis, mes filleuls ?
Suis-je prêt à rejoindre Mon Créateur ?

Ais je fais assez de bonnes actions pour mériter mon Paradis ?
Vais-je souffrir ?
Est-ce que je vais pouvoir retrouver mon sommeil ? Peut-on mourir d'insomnies ?
Tout se mélange, mes pensées deviennent mon instant de vie et mon instant de vie mes pensées.
Il est 21h, je ne sais pas comment j'ai tenu tout ce temps. Je regarde ma perfusion, le sang remonte tout le long du tuyau. J'appelle l'infirmière avec le bouton d'urgence mais visiblement, il ne fonctionne pas.
Je tente de crier mais l'air est en si petite quantité que cela ressemble à un cri de lionceau. Je prends mes forces et tente un second cri. Un homme ouvre la porte et me dit d'un ton très sec et désagréable :
« - Vous avez quoi à crier ?
-Le bouton d'appel ne fonctionne pas et le sang remonte dans la perfusion.
-Et alors, ce n'est pas la fin du monde, c'est rien, on verra ça plus tard.
-Vous savez quand je vais savoir si je reste ou si je pars ?
-On verra après je vous ai dit ! »
Il repart sans que mes craintes soient apaisées. Je prends sur moi et je patiente à nouveau. De toute manière, je suis à l'hôpital.
C'est finalement à 22h30 que l'on vient me voir en me disant que le retour de mon test n'est pas revenu, je vais être transféré dans un Sas de service en attendant.
On me sort de la chambre, je croise du regard l'homme malveillant à mon égard mais je ne lui accorde pas d'importance.
Je déambule les couloirs souterrains de l'hôpital pour monter par la suite en ascenseur. On me passe un Atarax pour essayer de me procurer un peu de sommeil, ce qui fonctionne mais je suis réveillé toute les deux heures pour prendre mon taux d'oxygénation avec l'oxymètre ainsi que mes autres constantes qui ne semblent pas s'améliorer.
Il est 6h du matin lorsque l'on vient me voir pour me confirmer que mon test est positif. (Sans blague !) Je suis donc transféré dans le service Covid sans plus attendre.
Content de me retrouver dans une vraie chambre, avec une télévision gratuite, et surtout seul, je déchante à peine une heure plus tard.
Les brancardiers font surface dans la chambre avec un monsieur d'un certain âge, atteint du Covid, touché au cerveau.
Les 4 journées vont être horribles, entre la peur de succomber moi-même et la souffrance vécue par mon voisin de chambre.
Les infirmières lui placent une sonde urinaire ainsi qu'une perfusion.
À son réveil, ce monsieur ne comprend pas ce qui lui arrive. Il crie, il hurle, il appelle les infirmières mais aucune réponse. Je tente également de les appeler avec mon bouton, qui ne fonctionne pas également dans la chambre.
Je suis toujours à bout de souffle malgré l'oxygène qu'ils me donnent.
Je vois le monsieur tenter de se lever sans prendre conscience que, s'il ne prend pas son oxygène en main ainsi que sa perfusion, tout va se décrocher. J'hurle à mon tour mais toujours pas de réponses.
Où sont-elles toute passées ? Je crains tellement ce qui pourrait se passer si tout se détachait de son corps, que je prends mon courage à deux mains malgré le souffle court, j'embarque avec moi mon tuyau d'oxygène, ma perfusion et me lève pour venir en aide au monsieur. Lui, il continue d'avancer calmement vers les WC sans se rendre compte de rien. Je fais suivre avec lui son tuyau d'oxygène, sa sonde urinaire également et sa perf.
Je me mets au hublot de la chambre et tape sur la vitre afin d'être vu par quelqu'un.

Enfin une infirmière qui me voit et qui me fait signe qu'elle arrive.
À ce moment-là, je prends conscience que chaque entrée d'un soignant dans la chambre est méticuleuse. Changement de gants, de blouses, désinfection.
Les infirmiers et infirmières sont très sympathiques et rassurants alors qu'ils prennent des risques à chaque instant. Je suis installé au service Covid dans le service pneumologie. La docteure est agréable et tente de m'expliquer calmement ma situation tout en n'ayant pas, naturellement, toutes les connaissances vue la nature de ce nouveau virus.
Je prends sur moi, je continue de donner de mes nouvelles quand j'en ai la force.
J'ai la chance dans mon malheur d'avoir la télévision et mon moment fort de la journée est l'émission avec Sophie Davant « Affaire conclue » .

Au deuxième jour d'hospitalisation,

pendant que moi, je ne fais que recevoir de l'oxygène et des antibiotiques sous perfusion pour ne pas contracter d'autres maladies à l'hôpital, le santé du monsieur flanche.
Les infirmières tentent de lui faire une ponction lombaire sans grand succès.
Il crie de toutes ses forces au point où ses cris me transpercent le corps. Par empathie, je ressens sa douleur et surtout son incompréhension de ce qui lui arrive.
Je vivrais ça jusqu'à ma sortie de l'hôpital.
Ce même deuxième jour d'hospitalisation, j'ai la visite de Dalhia, une amie de longue date.
Elle ne peut pas rentrer me voir mais elle dépose tout de même à l'accueil des fruits afin de me redonner un peu de force. C'est aussi en ce deuxième jour que mon goût est revenu. Et quel bonheur que de pouvoir retrouver le goût des aliments. Les paupiettes de saumon au repas, étaient tout simplement majestueuses.

Au 3ème jour,

le docteur est venu me voir pour me dire que niveau oxygénation, il y a une nette amélioration mais que mes globules blancs ont chuté drastiquement mais elle ne sait pas si c'est le Covid (comme chez plusieurs patients) ou si c'est du au fait de mes origines (d'après elle, nous n'avons pas les mêmes valeurs d'un pays à un autre). Elle me garde donc une dernière nuit en attendant les résultats.

Le lendemain matin du 4ème jour,

(avec un sommeil toujours aussi perturbé et les allés retours des soignants pour mon voisin de chambre), la docteure vient me rendre visite pour me dire que je peux sortir.
Malheureusement, les taxis ambulanciers ne veulent plus prendre en charge les patients Covid.
Elle me propose donc d'attendre jusqu'à 22h afin d'être raccompagné par une ambulance ou de rentrer seul par mes propres moyens.
Malgré un corps fragile, fatigué, essoufflé, j'utilise le peu de force que j'ai pour prendre le métro tout en faisant le nécessaire pour ne m'asseoir à côté de personne afin de ne pas contaminer. Je monte la longue pente qui mène de l'hôpital Saint-Louis au métro Colonel Fabien, une véritable torture pour mes poumons.
J'entre dans le métro, je n'ose même pas tousser, tous les yeux sont braqués sur moi. À croire que le Covid se voit sur le visage de ceux qui en sont atteints.

Je suis porté par la joie de retrouver mon chez moi, ce petit appartement aux murs étriqués et aux plafonds très bas. Mais, je suis heureux et surtout en vie.

Stress post-traumatique

Me voilà enfin à la maison, ce petit « chez soi » dans lequel on se sent si bien
(Du moins, c'est ce que je pensais à ce moment).
Pendant cinq jours, j'ai senti un petit mieux. J'étais essoufflé mais j'allais tout de même suffisamment bien pour aller marcher et même courir.
Au bout de cinq jours, je suis descendu me prendre un menu burger au burgy time , puis en rentrant, j'ai senti une crise d'angoisse me tenir le corps sans que je comprenne vraiment ce qui se passait en moi.
Je vais bien alors pourquoi mes épaules sont-elles si tendues ?
Pourquoi je me sens si oppressé ?
Je me sens de plus en plus en hyper vigilance au point de prêter attention à tous les maux de mon corps. Cela se répercute également sur mon sommeil sur lequel je ne peux plus compter depuis l'entrée du virus en moi.
Mon corps ne va pas bien, j'ai les ganglions gonflés, du moins ce que je crois être des ganglions, des douleurs articulaires, des douleurs musculaires, des sueurs nocturnes que je n'explique pas alors que je suis déjà à 3 semaines de la contamination.
À la télévision, les docteurs disent que certains peuvent rechuter.
De mon côté, je commence à m'inventer des théories, à me dire que je suis hypocondriaque, ou que mon cerveau est littéralement « Hacké ».
Je prends l'initiative d'appeler l'hôpital pour essayer de comprendre ce qui m'arrive. On m'explique que je suis sûrement en train de vivre un épisode de stress post-traumatique.
On m'attribue donc un psychologue que je suivrai pendant deux ans, à raison d'une fois par semaine mais seulement au téléphone.
Je retrouve un peu le moral pour discuter à nouveau sur les réseaux sociaux. Sur un de mes groupes de bien-être, je lis que pendant toute mon hospitalisation, un groupe de prières et d'envoi d'énergie s'est créé pour moi et j'en suis tellement reconnaissant.
 Annabelle, une amie me dit aussi qu'elle a fait appel à un énergéticien pour m'aider à distance.
Mes maux deviennent cycliques. Je peux me sentir mieux pendant 5 jours puis un nouveau symptôme s'installe en moi.
Sentir mon corps me filer entre les doigts me fait extrêmement peur au point où je ne deviens que l'ombre de moi-même. Moi qui était si solaire et toujours de bonne humeur, je deviens terne et peureux. Afin de combattre toute ces peurs, et ces grosses angoisses, je sors régulièrement marcher le long du canal de l'Ourcq.
C'est un moment d'oppression pour tous durant cette période. Obligé de sortir avec un document précisant la raison de notre sortie. Mais je me fais violence car rester à l'appartement, cet endroit où j'ai cru mourir asphyxié est épouvantable.

10 Mai 2020, retour au travail

Quelque jours avant le déconfinement, Rékia, ma directrice de centre, nous propose une réunion en visio. Elle me propose de reprendre le travail en me rassurant et en m'assurant qu'il y aurait que très peu d'enfants. J'avoue ne pas trop savoir quoi faire à ce moment.
Dois-je reprendre ?
Est-ce une bonne idée ?
Ne vais-je pas encore plus stresser à l'idée de côtoyer des enfants qui pourraient être porteurs du virus ?
Finalement, j'accepte. Revoir mes collègues et reprendre un semblant de vie normale ne peut que me faire du bien. En réalité, ma reprise s'est ponctuée de petits moments de bonheur et de terribles moments de crise de panique. Je deviens tellement anxieux et hypocondriaque que le moindre symptôme au corps me fait croire que j'ai à nouveau attrapé le covid.
Lentement, ma vie va se rythmer sur un air de covid et peu à peu, les êtres que j'aimais comme ma famille m'abandonnaient.
Dieu Merci , pas tous, et ma famille de sang a été là pour me protéger et me préserver comme ils l'ont pu.

Merci également à Patricia, la nouvelle phramarcienne sur la rue parrallèle à la rue de mon travail.
C'est une femme d'une douceur incomparable. Elle est d'une patience inouie.
Elle me reçoit toujours très chaleureusement et au fil des jours où je passe dans sa pharmacie pour me rassurer, pour prendre ma tension ou ma température, de la complicité s'installe entre nous. Elle devient comme une seconde mamournette.
Elle aime travailler le bois et me conseille régulièrement d'écouter de la musique classique quand l'angoisse prend le pas. Elle aime les chats , ce sont des petits détails qui semblent si anodains et pourtant, en cette période où je pouvais basculer dans l'effroie, ce sont ces conversations simples et agréables qui me faisaient tenir debout.

Je reprends donc le travail, je souris mais je passe également beaucoup de temps sur internet à trouver des solutions à ce qui m'arrive. Mais qu'est ce qui m'arrive au juste ? Qu'arrive-t-il à ce corps que je ne reconnais plus ?
Avec les collègues, on rigole beaucoup, on entre progressivement dans des règles qui vont changer au fil du temps et des niaiseries de notre gouvernement.
Mes connaissances, que beaucoup nomment de « complots » se font de plus en plus réelles et la malveillance de ceux qui tirent les ficelles se fait de plus en plus ressentir.
Ce qui me détruit le plus est ce problème de sommeil qui ne revient pas. Dès que le soleil prend repos, et que la lune se mets à briller, mon angoisse de me retrouver au lit monte.
J'ai essayé toute les tisanes possibles et la seule alternative que j'ai trouvé était l'Atarax.
Il y a eu du mieux de juin à septembre malgré un cœur qui battait vite, ou des essoufflements en parlant ou en restant debout.
Rékia me propose un séjour pas très loin de Limoges.

Nous organisons donc ce séjour qui s'étend sur 4 semaines à raison de 4 groupes différents, sur 4 allers retours, ce qui fait donc, 4 fois plus de chance de tomber nez à nez avec des enfants porteurs du Covid.
Mais la motivation, la bonne humeur, l'énergie et les coups de pieds au fesse de l'équipe me boostent et quel bonheur que de pouvoir sortir de Paris, loin de tout.
Loin de quoi au juste ?
Loin de cette ambiance anxiogène, morose, où nous vivons de visages masqués, d'émissions toxiques pour nos esprits, où seul le mot covid prend de la place.
Loin de tout ça, au plus près de la nature, de réveils sous le chant des cigales et du bruit des criquets. Sous un ciel d'été aux nuages qui habillent le ciel de coton immaculé de blanc et de sourires magiques d'enfants et d'adultes qui respirent à plein poumon.
Tout semble pur. L'air, l'eau, l'ambiance. Le covid a disparu de notre vie pour 5 jours.
Je me réveille chaque matin après une nuit d'appréhension mais j'arrive, tout doucement, malgré le rythme intense du séjour à dormir un peu en m'aidant de magnésium avant le coucher.
Là, la nature me fait du bien, la porte du dortoir est souvent ouverte et donne sur l'extérieur où je vois les arbres au loin et j'entends le chant des oiseaux. C'est agréable et doux.
Pas de masques dans ce petit village, pas de télévision et de dirigeants fous, pas de changements à n'en plus rien comprendre. La vie semble avoir repris son court sur ce petit village, hors du temps et de cette tempête sombre qui s'abat sur le monde entier.

Dans l'équipe, il y a une femme qui me fait rire vraiment tous les jours.
Sarah , c'est un sketch sur pattes. D'ailleurs, dès qu'elle sort une punchline, je lui sors le grand jeu et lui fait une hola en criant ; « STANNNNDDDD UUUUPPPP »
Cette fille est une véritable lumière.

Je nous revois danser, faire nos squats à minuit, prendre le petit déjeuner avec le visage décomposé du matin. Je peux vraiment dire qu'elle, et cette équipe du séjour ont grandement contribué à me montrer que la vie continue malgré la maladie.
Rékia , a eu la bonne idée de ramener beaucoup d'aliments au cas où la cuisine de là- bas ne serait pas suffisante pour nous. Evidemment, les chocolats font aussi parti du décors.
On part faire du cheval, de l'accrobranche. La vie semble être ce qu'elle était autrefois.

Les week-end , eux, sont plutôt portés par la religion. Avec Azize, on va à la belle Mosquée verte de Bagnolet. Un plaisir que de pouvoir retrouver le goût de la prière commune même si, dans ce contexte, tout est différent. Nous n'attachons plus nos pieds les uns les autres pour faire barrage à Satan dans les rangs, les jolis sols de moquettes sont plastifiés et nous sommes dans l'obligation de porter un masque. Ceci dit, au vue de mon état d'anxiété, il était surement préférable pour moi de le porter.
Après la Mosquée, sur la route, on marche de rue en rue. J'avoue avoir besoin de passer le plus de temps en extérieur et, Azize, l'a sûrement compris.
On regarde les maisons comme des enfants , on déambule de trottoir en trottoir et nous passons de ville en ville.

Retour à la réalité

Après un mois de moments délicieux, de moments simples, humains, et de fous rires, la vie normale reprend son cours.

Nous sommes en Août 2020, la plupart de mes amis m'ont fui. Je me sens terriblement seul dans ce monde qui m'est devenu austère.
Les journées sont tellement longues et les nuits tellement horribles qu'il m'arrive régulièrement d'appeler SOS Amitié.

Qu'est-ce que je cherche à ce moment-là ?
Surement à rassurer cet esprit torturé. Comme j'ai tendance à le répéter, j'intellectualise ce qui m'arrive mais je ne raisonne pas.
Pourquoi ai- je si peur d'une maladie que mon corps a combattu ?
Je n'ai pourtant pas été en réanimation mais je réagis comme si j'avais vécu le pire.
Je passe le mois d'août à marcher pour évacuer le trop plein de pensées.
Je vais même régulièrment en balade avec mon beau-père et ma mère.
Je passe quelques après-midis au parc de la Vilette avec Jessica, une super amie artiste aux multiples talents mais surtout, fine psychologue. Tout comme avec Azize, j'essaye de rester le plus longtemps possible avec elle , jusqu'à souvent, tard le soir.

J'ai eu la chance de l'entendre me dire un jour :

« Ne prête pas attention à tous les élans de ton corps mon Fafou »

Cette phrase m' a été d'un grand secours pendant bien longtemps.

En septembre, je fais la connaissance de Liza , une thérapeute qui propose des séances de maieusthésie. Elle accepte de me faire des séances à titre gratuit. Et je ne sais comment la remercier pour tout le temps qu'elle m'a accordé.
Durant ces séances qui se passent en Visio, elle me dirige un peu comme un hypnotiseur pour que je puisse me retrouver avec moi-même lors du traumatisme.
L'idée est de recoller les morceaux qui se sont clivés à un instant T.
J'effectue quelque séance. Il y a des jours où cela m'apaise et d'autres où rien n'y fait.
J'angoisse.
Je fais également une séance de EMDR sur youtube avec Benjamin Lubszynski.
Séance à distance qui a eu le mérite de me décharger d'un lourd poid émotionnel qui s'est traduit par une euphorie.

Début Octobre 2020 :

Ma mère m'appelle pour me dire que ma sœur Hannissa parle de manière étrange.
ça me crée automatiquement une peur.
Je l'appelle et je confirme qu'en effet, elle parle de manière très bizarre.
Elle n'est pas elle même, à la limite d'être droguée.
Je m'inquiète et me rends sur place.
Je sonne à l'interphone et Hannissa qui a pour habitude de décrocher rapidement prend tout son temps.
Elle finit par ouvrir et je la vois marcher très doucement. C'est comme si elle marchait sur des œufs. Je ne comprends pas. Elle qui est plùtôt de nature routière, marche très faiblement. Son discours n'est pas cohérent. Je la vois s'enfiler des mister freeze à l'appel et lui demande ce qu'il se passe :

D'un ton très bas , elle mé répond :

« - Le docteur m'a dit qu'il faut que je prenne des mister freeze ou des glâces pour ma gorge.
- Mais pourquoi le docteur te demande ça ? Tu as été le voir quand ?
Elle me répond tellement doucement que je dois essayer de comprendre par perspicacité.
- Il m'a dit que je dois manger de la glace.
- Oui mais pourquoi Hannissa ?
- C'est tout , c'eest comme ça !
- Hannissa, tu te sens bien ?

Je sens bien et surtout je vois bien que quelque chose ne va pas. Evidemment, je vois en ça le covid , moi qui ne jure que par ça depuis Mars.
- Tu respires bien ?
- Oui, oui, ça va mais je suis fatiguée.
Je la vois s'allonger délicatement.
- Hannisa, je vais appeler le samu !

Connaissant bien ma sœur, elle aurait réagit avec plus de fermeté si elle comprenait tout ce qui était en train de se passer devant mes yeux.

De ce pas, j'appelle le SAMU qui prend 30 minutes à venir.
Ils viennent la récupérer en combinaison, masqués et l'emmenent à l'hopital Avicennes.
J'avise mon beau-père et les autres membres de ma famille.

Je me rends donc à l'hopital le soir avec mon beau-père.

Arrivés sur place, une docteure vient nous voir et demande à me parler.
Je sens la peur me prendre aux tripes.
Elle nous place dans une petite pièce, et m'explique cela en ces mots :

« - Ce qui se passe pour votre sœur est très grave. On vient de découvrir qu'elle est diabétique. Malheureusement dans le cas de votre sœur, c'est qu'elle a un énorme abcès mal soigné à la cuisse. Nous craignons que si cela a trop gangréné, nous devrons lui couper la jambe. Si, elle arrive tout d'abord à sortir de son état actuel. Elle est en très forte acidose…

La docteure continue de parler tandis que mon esprit est déjà à un eventuel enterrement.
Comment vais je vivre sans ma sœur ?
Si elle tient, comment va t-elle vivre avec une seule jambe et son fils porteur de handicap à gérer ?
Comment ne pas culpabiliser de ne pas l'appeler régulièrement ?
Mes intestins se serrent et j'essaye comme je le peux de poser des questions pour mieux comprendre ses chances . L'urgentiste, aussi gentille qu'elle ait pu être, a créé à ce moment là, une autre peur. Celle de perdre les êtres les plus proches de mon cœur

J'ai la permission de voir ma sœur. Je me dirige vers elle mais elle est branchée. Je fonds litteralement en larmes. Je suis déjà complètement fragilisé, brisé par ce qui m'est arrivé avec le covid. Tout peut m'affecter au plus profond à ce moment là.
Ma sœur n'a pas du tout conscience de ce qui se passe. Mes larmes coulent derrière mon masque, les traits de mon visage se tranforment et se déforment mais ne se distinguent pas.
Je perds le fil du temps.

Son « voyage » à l'hopital aura duré plus de deux mois avec bien des opérations.
Chaque fois que je passais la voir, j'avais toujours cette crainte de lui filer le covid
(encore lui !!) .
Dieu merci, elle a pu sortir sur ses deux jambes malgré des soins pendant plus d'un an.

Mais cela explique peut-être le retour de certains maux que j'ai associé au covid alors que, peut-être et je dis bien peut-être, en effet, étaient-ils dus à ce stress chronique avec lequel j'ai du vivre depuis le premier confinement.

Pendant le premier confinement, avoir peur pour les siens, qu'ils meurent du covid.
Avoir peur pour sa mère avec une santé très fragile.
Avoir peur pour ses frères et sœurs, ses amis de les voir s'éteindre.
Avoir peur pour ses filleuls, qui ne sont pas en âge pour comprendre tout ce qui se passe.
Avoir peur de sa propre santé qui décline.
Puis , voir sa sœur dans un état si faible.

Comment ressortir indemne de tout ça ?

COVID LONG

En octobre 2020 ,

sont arrivés bien d'autres symptômes que je ne comprends ni n'explique.
Bruxisme, acouphènes, douleurs aux cervicales, tachycardie même au repos, toujours mes problèmes d'insomnies, sensation de frilosité, tension dans l'œil gauche, sensation de spasme en urinant, sensation de spasmes au niveau du cœur.
J'ai commencé finalement à sérieusement m'inquiéter quand Liza, la thérapeute, m'a dit qu'il existait une forme de covid long.
J'ai donc entrepris mes recherches et je me suis retrouvé dans beaucoup d'explications de personnes ayant vécu la même chose que moi.
J'ai été voir un docteur à l'hôpital Hôtel-Dieu qui m'a dit que pour elle, tout comme pour mon généraliste et mon psychologue, c'est psychosomatique.
J'entends bien que je sois en effet, anxieux et sûrement, j'ai développé un symptôme de stress post-traumatique.
Mais certaines choses me dépassent.

Au bout de deux semaines sur le groupe facebook Covid Long , je me suis désabonné.
Tout devenait trop anxiogène. Lire les symptomes des uns et des autres a commencé à alimenter mes peurs et j'ai fini par somatiser les problèmatiques des uns et des autres.
La dimension psychologique de cette maladie est tellement forte , qu'un banal rhume, pourrait devenir une maladie bien plus grave, simplement en l'associant à un symtome Covid long.
 J'ai donc mis fin avec les contacts avec lesquels je discutais.

J'ai passé deux semaines au lit pendant les vacances de Noël pour cause de grosse bronchite alors que je me protègeais au maximum, que je mangeasi correctement, et que je prennais des compléments alimentaires (vitamine c, d , zinc et magnésium).

« *Aujourd'hui, je ne sais plus quoi faire, j'ai l'impression que je pourrais mourir à n'importe quel moment. La nuit dernière, je ne saurais dire si je me réveillais à cause d'apnées du sommeil ou à cause d'une gorge sèche qui me faisait tousser.*
Je suis perdu.
Je perds goût à tout alors que j'aime la vie. »

Les clefs que l'on m'a données pour m'apaiser

- Faites-vous confiance, vous avez des réserves.
- Vous avez les outils nécessaires pour vous faire du bien.

- Vous êtes un bon énergéticien, ça se voit dans l'empathie que vous avez, votre sensibilité.
- Autorisez-vous à vous préserver, à vous défaire des personnes pendant cette période.
- Ne portez pas de culpabilité, le confinement n'est pas de votre fait.

- Travaillez sur le mental, parlez-vous à vous-même à l'intérieur pendant 21 jours pour apprendre à ancrer quand vous êtes bien pour que lorsque vous êtes mal, vous puissiez déjà utiliser les outils que vous aurez intégrés.

- Essayez également de vous créer un lieu sûr en vous, où vous êtes à l'abri des choses quand ça ne va pas. Intégrez-y une odeur, une émotion, des choses qui vous rassurent.

- Le manque de magnésium déprime, empêche le sommeil et crée de la fatigue. Il est important d'en prendre pendant cette période.

- Répétez l'invocation suivante à trois reprises :
« Allah est Plus Grand ! Allah est bien plus Puissant que toute Sa création !
Allah est bien plus Puissant que tout ce dont j'ai peur et que j'appréhende !
Je me réfugie auprès d'Allah, en dehors Duquel rien ne mérite l'adoration, Duquel dépend l'effondrement des cieux sur la terre, contre le mal d'un tel (citer son nom), de ses alliés et de ses partisans, djinns ou humains.

Ô Seigneur ! Sois pour moi une protection contre leur mal. Que Ton éloge soit exalté et que Ton protégé soit honoré. Béni sois Ton Nom et il n'est rien qui soit digne d'être adoré en dehors de Toi. »

Hypocondriaque, anxieux, angoissé, je suis en crise depuis le retour du covid.

Pourtant, mon corps a lutté et a gagné par la grâce de Dieu.
Mon corps est fort et s'est toujours battu, comme l'a suggéré ma psy :

« Votre système immunitaire, Monsieur Guedjali, a fait son job. »

« Cher corps, cher Esprit, je ne sais pas finalement qui je suis quand je me dissocie de vous. À vrai dire, c'est quand toi, mon corps, tu me laisses tomber et que toi, mon esprit, tu perds les pédales que je me sens comme une âme voyageuse dans cet être, comme un étranger à vous.

J'ai ce sentiment d'avoir envie de me barrer mais tellement envie en même temps de continuer l'aventure à vos côtés.

Cher corps, pardonne-moi si je t'ai maltraité.

Cher Esprit, stp, bats toi et ne renonce pas.

Ne vous laissez pas tous les deux envahir par la peur, l'anxiété, l'angoisse, la peur de la mort, l'angoisse de vivre comme ça.

Tout est surmontable, tout passe comme on dit. Et ensemble, à trois, on pourra peut-être lutter pour continuer de cohabiter ensemble.
N'oublions pas que seule la volonté d'Allah, Notre Créateur, compte. C'est de Lui dont nous dépendons, c'est lui qui donne, qui nous reprend et c'est en Lui que nous devons avoir confiance. Il y a des choses qui ne dépendent pas de nous, alors lâchons prise et acceptons. Acceptons de vieillir, de vivre, avec ce qui est et ce qui va arriver. Je vous aime.

Ne m'abandonnez pas svp, redevenons une seule et même entité. Nous avons besoin de dormir, d'être en paix, d'être sereins, et peu importe ce qui peut arriver, nous devons rester unis. Unis avec toi, cher corps, dont tout dépend dans un premier temps car tu es la machine, et toi esprit qui lorsque tu vas mal, créé des choses encore qui affectent le corps.

Respirons ensemble, travaillons ensemble, écoutons nous dans la bienveillance. »

Routine spirituelle

1 Se lever en remerciant Allah pour cette nouvelle journée.
2 Faire des dikhr.
3 Unicité d'Allah.
4 Faire des bonnes œuvres autant que possible.
5 S'instruire chaque jour un peu plus.
6 Être brave, courageux.
7 Purifier son cœur de ses défauts (jalousie hypocrisie, calomnie ...)
8 Éviter le superflu (nourriture, conversation, fréquentation des gens ...)
9 Concentrer son énergie sur le présent, maintenant.
10 Regarder ceux qui vivent pire et méditer dessus.
11 S'efforcer d'oublier les blessures et épreuves passées.
12 S'en remettre à Allah (confiance, aide, secours).
13 Œuvrer pour ce qui est utile dans la religion.
14 Se rappeler des bienfaits d'Allah.

Nouvelles clefs

1 Accepter son état actuel.
2 Dieu a décidé de ça pour aujourd'hui.
3 Accepter ce qui doit arriver.
4 Penser à ce qui est aujourd'hui, demain n'est pas encore là, ne rien prendre en compte car quand on angoisse, tout est faux.
5 Faire du sport pour l'endorphine.
6 Manger un truc agréable (japonais, Africain, chocolat, brochette, tieb ...).
7 Mettre de la musique et danser.
8 Lire des livres de psychologie pour nous faire raisonner de ce qui se passe en nous.
9 Profiter pour faire du ménage.
10 Changer les meubles de place.
11 La chimie du cerveau dérègle tout.
12 La plupart des symptômes sont dus aux angoisses, quand on est bien, il n'y a rien.   -
Commencer à aller à la Mosquée le soir inchallah pour se sentir bien et entouré.
13 Ne pas avoir peur de ce qui peut arriver.
14 Accepter l'idée que si on ne dort pas ce n'est pas grave, on dormira un autre jour et si ce n'est pas un autre jour, ce sera un autre.
15 Se rappeler de ce que l'on a justement connu. On s'en est tiré, ça n'a pas été un covid sévère même si ça été dur. Lâcher prise.

(rétrospective, Séjour Le Clos d'arnet)

Lundi 27 Juillet 2020

J'ai besoin d'écrire pour me calmer

Il est 17h24, je suis stressé.

Une accélération du pouls se fait ressentir dans mon corps.
J'ai les jambes qui tremblent mais c'est le manque de sommeil qui a entraîné ça.
Je vieillis un peu donc un peu plus à même d'avoir des petits maux par ci par là.

Je tente de me faire confiance, de donner mon entière confiance à Allah, Le Seul et Unique Créateur.

Le thorax bloqué est certainement dû à une mauvaise position.

Accepte ce qui arrive. Détends toi, relaxe-toi, si tu as froid c'est parce que tu n'as pas dormi, c'est tout.

Il est 17h29, et mon corps est juste faible si ce n'est la gorge irritée (par les amandes, les cris sur les enfants au travail ainsi que les changements de climat)
Tout va bien par la grâce de Dieu.

Mes résultats de sang étaient tops. Ce n'est que moi qui doit lutter pour aller mieux et accepter que je vais continuer d'être malade sans que ce soit le covid.

Il est peut-être aussi temps que j'envisage que je peux partir à n'importe quel moment.
Je dois envisager de rejoindre Dieu. Écouter le plus de vidéos sur la mort, m'ancrer un peu plus dans la religion. Et ne pas attendre que ça aille mal mais vraiment y consacrer du temps.
Je n'ai pas une toux sèche comme pendant le covid, j'ai une gorge irritée qui sort des glaires, j'ai le ventre gonflé sûrement dû au stress et de ce fait ma colopathie.
Ça va aller si Dieu le permet. Il est mon seul Gardien.
Mon corps tient mal debout parce qu'il n'a pas eu de repos.
Par la grâce de Dieu, aujourd'hui vendredi, après une journée de crève où je pensais avoir attrapé le covid, je me sens mieux. J'ai dormi toute la nuit de 21h30 à 6h. J'ai dormi 9h et je me sens très bien et tout ça par la grâce de Dieu qui a accepté de me laisser dormir.

J'ai pris un Doliprane tout de même, et deux magnésiums pour m'aider un peu.

Je n'ai pas pu faire mes deux prières mais je vais aller les rattraper inchaAllah.

Je n'ai plus froid, j'ai retrouvé l'appétit, je ne suis plus angoissé.

Cette épreuve d'hier, va sûrement et je l'espère par la grâce de Dieu, m'aider encore un peu quand j'aurai d'autres symptômes.

Mon sternum va mieux. J'étais sûrement bloqué mais je vais encore prendre de l'inexium tout à l'heure si Dieu veut.

Il est temps de prendre sur moi et de faire bouger les choses. Doucement mais il faut les faire bouger.
Travailler lentement sur le détachement, sur l'acceptation des choses qui arrivent, sans lutter, juste s'abandonner à ce que Dieu nous donne de bon comme d'épreuves.
Pour le covid, j'ai gagné une fois. Et beaucoup s'en sont sorti sans devenir dépressifs.

Et puis d'autres ne l'ont pas eu, pourquoi devrais-je l'avoir une seconde fois, moi ?
Et puis il faut continuer de vivre sans avoir peur de ce qui se trame dans l'ombre ni de l'ambiance anxiogène qui règne.

Je dois continuer également de booster mon système immunitaire.
Du mieux que je peux pour qu'il puisse lutter à nouveau, d'une part pour ne pas l'attraper une seconde fois mais si tel était le cas, pour lutter pour l'anéantir une seconde fois.
Il me faut m'améliorer dans la religion.
Le livre sur les 365 points de la personnalité du Messager est sûrement un livre qui peut m'inspirer à devenir meilleur et en voulant m'inspirer de lui, je deviendrai ainsi sûrement meilleur par la grâce de Dieu

Mardi 28 juillet 2020
J'ai dormi en moyenne 6h30 .

Bien dormi mais au réveil, toujours cette petite angoisse qui me prend.

Si je réfléchis bien, j'angoisse sûrement de peur de ne plus trouver un sommeil correct et réparateur. Angoissé de rester comme ça toute la fin de ma vie mais si tel est le cas, si c'est la décision d'Allah, je devrais m'y faire même si je vais essayer de mettre les causes en place pour que cela n'arrive pas.

Quand je ne dors pas ou peu, j'ai des symptômes bizarres :

-Jambes qui tremblent comme si elles n'avaient pas eu de repos.
-Yeux qui tombent et brillants.
-Cœur qui palpite beaucoup.
-Donc angoisse également de peur qu'il m'arrive quelque chose.
Mais ce n'est que de la fatigue. Puis étrangement, quand le soleil vient me toucher les yeux, je retrouve un peu de force.
Par la grâce et la volonté d'Allah, j'arriverai à aller mieux.
Je vais continuer la lecture du livre « guérir le corps et l'âme » et inchallah je trouverai de bonnes pistes de réflexion.

Je vais me lever pour travailler même si comme par hasard, je sens le sommeil m'appeler.
Lorsque j'angoisse, lorsque je suis malade comme chacun peut l'être en dehors du covid, je ne raisonne pas.

Ou alors, ma raison est faussée. À ce moment, j'ai quand même cette impression que le covid a complètement modifié mon horloge interne.

Si je travaille sur mon sommeil, sur mon hyper vigilance qui en vrai n'a pas lieu d'être, et si j'étais amené à l'attraper une seconde fois, je serais à nouveau fatigué, je serais à nouveau essoufflé mais ça ira inchallah.

Mon système immunitaire a bien travaillé.
Dieu est là, Dieu veille et Il accepte ou non que les choses arrivent et souvent pour une raison.
J'ai réussi à apprendre une nouvelle sourate « Ayat el kursy » parce que justement, je n'avançais plus dans mon dîne.
Je dois continuer d'évoluer vers une meilleure version religieuse de moi-même.

Travailler sur mon bien-être, mon calme, ma respiration, ma méditation...

Lire des livres religieux, apprendre toujours un peu plus et essayer d'obtenir les meilleures qualités du prophète Mohamed sallah la alayhi wa Salam.

Ce qui me fait du bien actuellement :

1 Faire des sorties au zoo, musée.
2 Me balader le long du canal et traverser Paris.
3 Faire le ménage.
4 Commencer à apprendre un instrument de musique.
5 M'allonger dans un parc, aller au bois de Vincennes.
6 Aller courir (quand mon cœur me l'autorise)
7 Voir des anciens amis.
8 Regarder des vidéos d'anciens souvenirs.

J'ai cette chance tout de même de pouvoir compter sur des personnes qui ne sont pas forcément des amis mais qui m'aident tout de même à garder la tête hors de l'eau.

« Écrits, marche, parle toi, mets ta tête dans quelque chose que tu aimes. Peut être autre chose que l'écriture parce qu'écrire c'est aussi réfléchir, fais un truc qui demande plus de pratique et moins de réflexion.
Essaye de te parler, de te rassurer toi-même. Tu as conscience déjà que tes symptômes sont dus à de la somatisation, donc tu sais raisonner, mais tu n'arrives pas à intégrer ton raisonnement à cause de la chimie qui est perturbée. Mais tu n'es pas malade. C'est ton esprit qui te tourmente, tu es en hyper vigilance sur toi même, mais ça va aller. J'en suis convaincu. Pense positif même si c'est difficile , entoure toi de personnes qui te font du bien. Mets en œuvre des choses que tu aimes. Et crois en toi. Crois en ton système immunitaire qui a toujours fait son travail. Pour les peu de fois où tu as été malade , tu as été vite guéri Al Hamdoulila et puis une chose qui peut également t'aider à aller mieux et te rassurer, c'est de mettre des choses en place pour booster ton système immunitaire également. Et pour le reste, il te faut travailler sur le lâcher prise, ce n'est pas chose facile mais c'est un travail de tous les jours. »

Chapitre 1

A- ASSITAN (Clefs religieuses)

« Chemins croisés »

On parcourt le monde sans comprendre le sens organisé en arrière plan.
On avance, on traverse, on tribuche, on progresse, on rencontre, on aime, on trahit, on blesse, on s'arrête, on implore, on croit, on croise.

J'aurai pu continuer de lister ces verbes que l'on utilise au quotidien mais l'un d'entre eux retient particulièrement mon intention. On croise.
Sur le chemin de nos vies, sur les chemins de notre vie, on croise tant de personnes que nous nous arrêtons que rarement pour faire le bilan.
Nous sommes déjà laissés figés un instant pour établir au plus profond de nous même, pourquoi, comment et dans quel but , nous avons croisé sur notre chemin de vie, telle ou telle personne, et qu'est ce que nous nous sommes mutuellement apportés ?!

Parfois, il suffit d'un jour pour la savoir, souvent bien plus pour établir les connexions qu'ont généré ces chemins croisés.
Pour la personne dont je vais expliquer le processus et vous compter l'histoire, cela a mis trente années avant de comprendre les bénéfices et les bénédictions .

J'ai 10 ans, le matin de bonheur, elle est à l'accueil avec son grand sourire lumineux.
Elle est douce et chaleureuse. Elle aime son métier, de ce fait, elle aime les enfants.
Ce qui l'anime et ce que mon cœur d'enfant ressent, c'est son désir de faire passer le maximum de bons moments aux enfants qui n'ont pas la chance de partir en vacances.
On passe un mois à ses côtés, à la voir s'activer pour donner de la vie à nos journées.
ASSITAN, c'est le prénom de cette grande dame qui fut mon animatrice dans ma jeunesse.
Celle qui fait réchauffer des croissants au chocolat en boîte de conserve le matin à notre arrivée sur le centre.
Celle qui rendait notre été de pauvre plus formidable.

L'été s'achève, nos routes se séparent ...

J'ai 27 ans, après ces longues années qui nous ont séparé, et pour seuls souvenirs d'ASSITAN, des images dans ma tête une seule et unique photo, 17 ans plus tard, je la croise sur ma route aux 4 chemins, à Aubervilliers.
Elle n'a pas changé d'un iota.
Étant hyper physionomiste, je ne suis même pas étonné de la reconnaître.
Son sourire Colgate, sa peau noire au teint parfait, et son regard bienveillant.
C'est avec un grand sourire et avec un cri d'enfant que je l'interpelle.
ASSITAN !!

Elle s'arrête et tente de me remettre dans un contexte mais je l'aide à l'appui de quelques souvenirs. On prend des nouvelles l'un de l'autre, ce que l'on est devenu et je l'invite avant de la laisser repartir, à un spectacle de danse que je suis en train de créer.
Quelques semaines plus tard, j'ai l'honneur de l'avoir dans le public.
Puis nos chemins, de nouveau, se séparent.

J'ai 38 ans, j'entends le son des notifications Facebook retentirent.
Après 11 ans, 11 années déjà que je l'avais revue au spectacle de danse « au-delà des maux », ASSITAN prend contact avec moi via les réseaux sociaux.
Nous discutons, nous survolons certains sujets puis, les réseaux sociaux font que , encore une fois, on ne prend plus régulièrement des nouvelles de l'un de l'autre .
Jusqu'au confinement covid-19…

Après l'avoir contracté, après avoir lutté pour rester en vie, je prends de ses nouvelles.

Elle l'a contracté également mais elle prend beaucoup de recul sur la situation.
Une femme forte qui, d'ici quelques temps , va m'aider à garder les pieds sur terre quand les angoisses vont tenter de me faire flancher.

Nous sommes le 11 mai 2020,

Premier jour du déconfinement, je suis entré dans une phase très critique de mon être.

Crise d'angoisse, attaque de panique, anxiété généralisée, stress au maximum, insomnie, rêves perturbateurs. Comment prendre à bras le corps tous ces éléments destructeurs et qui se somatisent sur mon corps ? Fatigue, perte d'appétit, alternance de chaud froid dans mon corps, je me sens au plus mal et les messages quotidiens d'ASSITAN deviennent des pansements dans l'attente d'un jour de pouvoir totalement m'en sortir.

Nous sommes le 29 juin 2020, mes peurs :

Que le Covid ait fait plus de dégâts qu'il n'y paraît.
Que je le contracte à nouveau.
Que je n'arrive plus à dormir.
Que ma vie d'adulte, sociale, amoureuse et professionnelle en subisssent le prix.

Que j'en meurs.

Besoin donc de l'extérioriser. Et l'écrire est le meilleur moyen et bien meilleur exutoire que l'inactivité.

Alors j'écris et ce qui suit sont les phrases lumineuses, religieuses et spirituelles qui me permettent chaque jour, de rester debout. Ce sont les clés qui m'ont été données par ASSITAN, pour qui je suis plein de reconnaissance :

- Demander à Dieu de faire partie de ceux qu'Il privilégie et qu'Il nous aide à surmonter les épreuves sans que cela ne soit dramatique.

- Utiliser un chapelet pour s'endormir et se sentir en sécurité.

- Réciter des invocations jusqu'à ce que le sommeil m'emporte.

- M'entourer de mes propres bras et demander à Allah de m'entourer de Sa douceur, de Son réconfort et de Sa tendresse pour surmonter la peur et la solitude qui s'invitent et qu'Il éloigne ainsi les éléments négatifs du passé qui troublent et parasitent le cœur et l'esprit en alimentant les brèches.

- Quand ça ne va pas, ça ira inch'aAllah

- Placer sa confiance en Allah, Dieu nous aime plus que nous-même.

- Ya Allah, porte-moi et assiste-moi.

- *Ne désespérez pas de la miséricorde d'Allah.*

- Faire ses invocations au coucher et au réveil

- Etre serein quand on sait que l' on a confié son âme à Dieu pour dormir paisiblement.
- Quand Dieu aime une personne, Il la teste et l'éprouve puis lui donne la chance de changer.

- Réciter « *ayat el Koursi* » en sortant de la maison. 70 anges nous entourent.

- Écouter la sourate « *Yunus* » ainsi que la sourate « *les abeilles* » apaise les cœurs et a une puissante signification

- ***« Oh Allah, place une lumière dans mon cœur, à ma droite, à ma gauche, au-dessus et en dessous. Ya Allah, Fais-moi tout entier de lumière. »***

- Essayer de ne pas vivre en surface mais vivre pour soi, pour son propre cheminement, le chemin vers lequel on tend.

- Le monde commence par soi-même.

- Si Dieu est avec moi, peu importe ce et ceux qui sont contre moi. Même les mauvais souvenirs qui s'invitent, viennent et repartent.

- Dieu nous entoure de Sa « *Harman* »

- Répéter souvent ***« Allah me suffit, Il est Le Meilleur des Protecteurs. »***

- Toujours se placer sous la protection d'Allah.

- Certains événements de la vie ne sont pas de notre fait mais du destin.

- Dire régulièrement à son esprit que l'on va bien.

- On doit faire avec ce qui est à notre portée et s'en remettre à Allah.

- Il faut refermer les brèches que l'on a laissées ouvertes.

- Certains éléments de nos vies ne sont pas de notre fait mais de notre destin.

- On passe tous par des chemins qui nous permettent d'appréhender la vie différemment.

- Malgré tout ce qui nous accroche à la terre, tel un mousqueton, il est primordial de toujours revenir à la prière.

- Prendre de grandes respirations et se dire mentalement.
« Ça va, ça va aller. Ca va, ça va aller. »

- Se parler, se réconforter, respirer à fond, et être bienveillant envers nous-mêmes.

- On ne peut pas revenir sur son passé. Ce qui est fait est fait. Il faut s'autoriser à vivre et se sentir en vie.

- La prière est le fil qui nous tient, il faut se laisser porter.

- *"HasbounAllah wa nimal wakil". (Allah nous suffit, Il est notre Meilleur Garant.)*

- Dieu ne donne pas des épreuves que nous ne pouvons pas supporter et nous avons raison de demander de ne pas avoir d'épreuves que nous ne pourrions endurer.

- La maturité, la sagesse, nous permettent de nous rapprocher au plus près de ce que doit être nos aspirations premières.

- Comprendre, accepter, intégrer de nombreuses notions fondamentales, se fait souvent dans la douleur et il faut apprendre de nos erreurs.

- Aller vers l'autonomie se fait au prix d'efforts constants.

- Nous empruntons divers chemins pour arriver au final à notre destinée que Seul Allah connaît et maîtrise.

- Se recentrer suffisamment et continuer à évoluer. C'est un défi de chaque jour.

- Seuls les êtres tourmentés, intelligents, peuvent s'approcher de vérités profondes et en sortir indemnes.

- Croire, c'est aussi croire à l'ordre des choses.

- Ce qui était hier, ne sera pas forcément aujourd'hui.

- Ne pas perdre de vue que lorsque l'on renforce sa foi, on passe par des résistances qui ne sont parfois, pas des moindres.

- Je cherche protection auprès de Dieu contre Satan le lapidé.

- Lorsque la brèche du passé s'ouvre, il faut réciter :
*« Astarfoullah, Al hamdoulilah, SoubhanAllah, Allah akbar,
LA ILAHA illallah Muhammad Rassoulah
La hawla wala quwwata illa billah »*

- Si tu te focalises sur une chose, le reste a tendance à devenir flou.

- La vie est une succession d'alternance. On doit travailler sur ce détachement.
Pour mieux vivre, il nous faut comprendre, travailler, accepter, c'est le but même de notre existence.

- Ton corps connaît désormais le Covid, si tu l'attrapes il va vite l'éradiquer inchaAllah.

- Tu dois avoir de nombreuses niches d'insécurité cachées dans plusieurs recoins de ton être. Il y a un travail à faire pour traiter les maux, qui sont avant tout, psychiques. Le pouvoir de la somatisation peut avoir des effets sur la santé et le mental.

- Contrôle et Hypervigilance, affaiblissent la psyché. C'est le moment de se dire que « Allah est là et ça ira. »

- Implore la présence d'Allah dans ton cœur.

- Tu as eu peur de mourir du Covid alors que l'on peut mourir de tout et n'importe quoi à tout instant.

- Il y a des cheminements qui ne peuvent se faire que par soi.

- La nuit, c'est le sommeil, le lâcher prise, c'est s'endormir en confiance dans le noir. Allah guide même dans le noir, il faut pouvoir voir Sa lumière.

- Lorsqu'une chose angoissait Le Messager d'Allah, Il disait:

« Ya Hayyu , Ya Qayum , bi rahmatika astaghut. »
(Oh Vivant oh toi qui subsiste par toi-même, j'implore Ton secours)

- Allah t'a sauvé, il faut juste Le remercier et quand une autre épreuve arrive, il faut mieux s'armer.

- *« Oh Allah, ne nous livre pas à nous-mêmes, ne serait-ce qu'un instant. »*

- Poser sa main sur l'endroit douloureux et dire:
« Je me réfugie auprès d'Allah et Sa puissance contre le mal que je trouve en moi et contre lesquels je fuis. »

- Le jour s'est levé, nous sommes en vie, nous avons cet espoir, cette chance de pouvoir continuer à oeuvrer.

- Espoir, patience, courage, soumission à Notre Créateur. Vivons bien, mieux, simplement, avec courage et détermination.

- Résistance et hyper vigilance empêchent l'endormissement.

- Tranquillise-toi en plaçant ta confiance en Allah.

- Apprendre à déplacer ses pensées.

- Il est plus dur de désapprendre que d'apprendre.

B- LARY (clefs alimentaires)

Le Covid est devenu une peur psychologique.
Combien de fois as-tu répondu à tes potes :
« *Désolé les gars, je ne sors pas, j'ai la crève !* »

Tu restais chez toi, tu te reposais et basta.

Le corona existe depuis des siècles et comme ils ont besoin d'argent, ils en ont fait un Monstre.
Comme ils savent que la peur va faire plus de mal que le corona lui-même, ils en jouent.

Le corona n'est pas plus dure qu'une vraie grippe. C'est la peur qui a été difficile à gérer.
La peur t'a fait dire:
« Ohlala, j'ai le Covid c'est grave. »
La peur est la première cause de dégénérescence du système immunitaire. Donc le corps a galéré à l'évacuer.

Lorsque tu as été à l'hôpital, tu as lâché prise parce que tu te sentais en sécurité. Ce n'est qu'une question de croyance.

Tout est psychologique, tu n'as rien à craindre.
Tu es jeune, ton corps est solide. Dieu t'a tout donné pour être en bonne santé et lutter efficacement contre les agressions extérieures. Aies confiance.

Change tes habitudes et si ta vie est invivable, change de vie.
Le cerveau est notre allié mais aussi notre ennemi si on arrive pas à le contrôler.
(Décembre, c'est la période des maladies, alors à cause du Covid, ils vont oublier qu'ils ont été malades à cette période-là).

- Il faut jeûner régulièrement.
- La carotte purifie le foie.
- La betterave purifie le sang.
- Il faut boire de l'argile le matin.
- Si tu veux manger des légumes crus, fais les plutôt cuire à la vapeur.

Fais une « détox » avec de l'huile de ricin mais c'est costaud..
Pour les inflammations, fais des tisanes avec du gingembre, du curcuma, du citron.
Bois de l'eau de quinton. (eau de mer)
« La maladie c'est rien. Le terrain, c'est TOUT » Transforme ton terrain.

Mange régulièrement des fruits crus, à la coque ou en jus à l'extracteur.
Tous les jus en commerce donnent des reflux gastriques. Il faut les faire soi-même..
Le gras donne des reflux.
L'Inexium, lui, empêche les intestins de produirent de l'acide, qui permet de digérer les aliments. Sans cet acide naturel, le corps n'absorbe plus rien et c'est là que nous commençons à avoir des carences en magnésium, en vitamines etc.

L'hernie hiatale, c'est un manque de minéraux biodisponibles.
Inexium + mauvaise nourriture = mauvaise absorption des minéraux = hernie qui empire.
La colopathie = putréfaction des aliments.
Lorsque les aliments sont mal associés = Ventre qui gonfle.

Pour rééquilibrer le microbiote, il faut commencer par ne manger qu'un seul aliment à la fois mais à volonté puis en choisir un autre sur un autre temps de repas.
Prendre au petit déjeuner que des bananes, au déjeuner que des raisins, ne serait ce qu' une journée, pour expérimenter.
La viande ne doit se consommer qu'avec des légumes.
Carottes ou légumes verts à titre d'exemple. Pas de pâte ou de riz.

Le gluten reste quant à lui, collé aux parois. Ça putréfie longtemps.

Parlons d'émotions:

« Chaque fois que tu ressens de la peur, accueilles la. Ne la rejette pas. Écoute ce qu'elle a à dire et ensuite, laisse-la partir.
Tu n'es pas tes émotions.
Les émotions apportent un message, tu as le libre arbitre de les écouter, ou de t'identifier à elles ou non.
Si ton mental ne lâche pas prise, parle avec ton cœur. Sois doux mais ferme.
Un truc te fait peur, tu l'accueilles ok.
Ce truc veut avoir le contrôle sur toi, tu accueilles la peur dans ton cœur, elle n'est pas toi, elle vient de l'extérieur, toi tu es stable et tu restes stable.
Ton bien-être ne dépend pas d'un élément extérieur qui voudrait te bouleverser.
Tu sais que cette peur n'est pas la vérité.
Laisse la s'exprimer puis laisse la partir comme elle est venue sans rentrer en conflit avec elle.
Rassure la en lui souhaitant d'être apaisée ».

Lorsque la peur arrive:

« Tu ne dois pas réagir, Tu dois juste agir. La première réaction est de paniquer. Or, il ne faut pas. »

Conseil du soir:

« Mets toi dans ton lit douillet, prends une petite infusion, mets une musique relaxante, et ne pense à rien si ce n'est le bonheur d'être en vie ».

En cas de récidive:

« Tu peux l'attraper une seconde fois comme n'importe quel autre virus. Mais tu t'en débarrasseras encore plus facilement que la première »

EN CAS DE RECONFINEMENT

1. Lire le Coran
2. Apprendre à jouer du synthétiseur
3. Ecouter, accueillir, rassurer ses émotions
4. Apprendre les dix premiers versets de la sourate « Al Kahf »
5. Mediter
6. Ecrire un texte de pardons
7. Ecrire un texte sur la gratitude envers Allah
8. Appeler des proches en visio
9. Marcher si cela est possible
10. Ranger, laver, jeter, purifier l'appartement
11. Mettre du Coran sur youtube et en imprégnier de l'eau frissonante
12. Regarder des souvenirs qui font du bien en photos, vidéos.
13. Prendre des compléments alimentaires (, D, Zinc, Magnésium)
14. Se balader et prendre des photograhies de fleurs, plantes, constructions
15. S'alimenter de manière plus saine, regarder des recettes sur Youtube
16. Lire des livres religieux, spirituels, de developpement personnel
17. Lire des livres sur la vie des Prophètes

Tableau de bord 2 (Deuxième confinement)

Septembre 2020

Dieu est au contrôle, je le sais et je le remercie car je vois en toute honnêteté comme il nous protège mais j'ai peur.

Peur de sombrer dans la maladie.

Cette nuit, réveillé à 1h du matin par un mal de ventre intense.
J'avais pourtant peu mangé aujourd'hui car j'ai eu peur et ce soir j'ai mangé des merguez . Peut-être que mon mal de ventre est dû à cela.

J'ai peur de ce que l'on pourrait me trouver si je repasse une endoscopie.
Un cancer ? Peur que l'on me retire des intestins.
Tout devient irraisonné !!

J'ai vraiment l'impression de faire une dépression nerveuse au niveau du microbiote.

Je ressens parfois de l'anxiété là où il ne devrait pas.
J'ai toujours aussi peur du Covid et de retomber dans l'angoisse et l'enfer des insomnies.
Je sens que je suis fatigué mais je n'y arrive pourtant pendant presque un mois j'ai réussi à « relativement » bien dormir.
La psy me dit que le Covid est moins dangereux, que certains médicaments peuvent aider je suis immunisé, et qu'au pire des cas ce sera léger

J'ai besoin d'y croire, besoin de m'endormir la tête légère. Lâcher prise, être dans la résilience.

Comment accéder à ce stade de lâcher prise ?
Comment arriver à accepter et à patienter?
La patience est ce qui devrait être mis en avant lorsque je ne vais pas bien.

De la patience vers la lumière.

Dieu est au contrôle.

Accepte, parce-que l'on ne peut pas tout contrôler.

30 Octobre 2020

Premier jour du deuxième confinement de cette même année 2020.
Une épreuve de plus à vivre pour moi quand pour certains, confinement signifie repos voir vacances.
Peur, angoisse, stress, insomnie.
J'appréhende ce nouveau confinement à cause des traumatismes du premier.
Je continue à discuter avec Cécile, ma psychologue. Elle me dit qu'il est tout à fait normal qu'avec ce climat, je sois encore dans un état de stress permanent.
Nous sommes beaucoup à souffrir de ce climat anxiogène.
En discutant également avec un bactériologue, il m'a affirmé et confirmé que le virus une fois contracté et éliminé, mon système immunitaire saura le reconnaître plus vite et face à sa future venue, il sera éliminé plus rapidement.

Cette période de Covid est nouvelle pour tout le monde et j'ai sûrement besoin de travailler dessus encore pas mal de temps pour que mon esprit accepte de faire face et surtout faire taire mon traumatisme.

J'ai pu sortir me balader au parc de la Villette, courir un peu et faire également quelques exercices de musculation Al Hamdoulilah.

Nous avons également beaucoup discuté avec Laurent au téléphone.
Laurent est mon meilleur ami, mon compagnon de toujours et la période Covid a été difficile pour lui.
Difficile au point de ne plus pouvoir prendre de mes nouvelles lorsque je lui ai annoncé que j'étais parti à l'hôpital.
Anxieux comme moi, il lui a été difficile, l'idée de perdre son meilleur ami.
Laurent m'a donné des conseils également :

« Tu dois apprendre à te mentir, à ne pas t'emprisonner, à prendre une sorte de rôle.
Répète toi inlassablement :
« Je vais bien, j'irai bien inch Allah. »

En rentrant, j'ai prié, j'ai pu me masser sur un siège de massage, et je me suis éclairé avec une lampe luminothérapie , histoire de recharger les batteries en vitamines D.
La question de savoir si cela fonctionne réellement reste en suspend.

Je sens toujours une crispation au niveau des molaires et mon bras gauche est lourd. J'ai pris une tisane pour me détendre. Il faut à tout prix que je commence à prendre un rythme.

Lundi 9 novembre 2020

9 jours sont passés, 9 jours avec le moral en dents de scie.
Reprise du travail la semaine dernière. Tout s'est bien passé, pas trop de stress même si j'ai porté mon masque au maximum. J'ai pu lire le Coran le matin ou le soir, démarrer un livre avec des invocations à faire qui m'ont remis d'aplomb sur un temps.

(Rétrospective)

Vendredi soir, j'ai eu quelques épisodes d' étourdissements. Je ne sais pas si cela était dû aux masques (peu d'oxygène) ou si cela était dû au sucre (en trop grande quantité).
J'ai pris mon atarax qui m'a permis de dormir un peu.
Hier malheureusement, alors que j'entamais le livre sur les compagnons des prophètes, j'ai commencé avoir une sorte d'acouphène.
Un bruit étrange qui me sortait des oreilles.

J'ai bien tenté de le chercher partout. Dans la chambre, dans le salon jusqu'à dans la salle de bain.
Ce même bruit était partout. J'en ai conclu donc que j'avais un acouphène.
Comment écrire à quel point l'angoisse a pu prendre le dessus sur moi ?!
Est-ce que je deviens fou?
Vais-je le devenir?
Est-ce que cela va s'empirer?
Un djinn joue-t-il, s'amuse-t-il avec mon esprit?
J'ai immédiatement pris rendez-vous avec un ORL.

Vendredi 13 novembre 2020,

Je fais des crises d'angoisse depuis mercredi soir, toujours à cause de ce bruit dans mon oreille.
Est ce un acouphène?
Ou est ce seulement mon hypocondrie qui prend le dessus?
Au travail, nous avons bien rigolé mais j'ai toujours cette peur que quelqu'un tombe malade et de ce fait que je tombe malade également à mon tour.
Dimanche, j'ai rendez-vous avec un ORL.

Samedi 14 novembre 2020

Cette nuit a été compliquée mais al Hamdoulilah.
Si ce n'est pas le stress, c'est le cortisol, ou le Bruxisme et maintenant un acouphène.

J'avoue avoir terriblement peur.
Est-ce les séquelles de Covid qui ont crée tout ça?
Ou est ce le taux trop important de cortisol ?

Vais-je enfin pouvoir dire que tout est loin derrière moi?

Pourtant, al Hamdoulilah, je suis encore en vie après être passé par l'hôpital.
Je vais bien mais quand même, dans ma tête, c'est un vrai merdier.
Allah, porte moi secours..

Parfois, je me rends compte qu'il faut s'habituer et vivre avec ce qui nous arrive.

Je ne cesse de me rappeler que :

Le climat est anxiogène.
Je ne suis pas le seul dans cet état.
Nous sommes plusieurs à avoir encore des stigmates du Covid.
On ne meurt pas d'une crise d'angoisse.
La crise d'angoisse a un début et une fin.
Je dois cesser de regarder avec les lunettes Covid.
Je dois apprendre à ignorer mes peurs pour les désamorcer.

Mercredi 18 Novembre 2020

J'ai été voir un ORL sur la rue de Thionville.
Elle m'a installé, m'a demandé brièvement ce qui m'amène à elle.
Je sentais déjà que comme dans la plupart des centres de santé, les spécialistes se veulent expéditifs. Ce qui a été son cas également.

Après avoir vérifié le conduit auditif, n'ayant pas de bouchons, elle en a conclu que j'ai des acouphènes.
Elle m'a renvoyé chez moi avec de la cortisone à prendre sans me préciser qu'il ne fallait pas prendre ce traitement la nuit, ce qui m'a valu une nuit d'insomnie.

J'ai du faire face à moi même et une fois de plus, faire des recherches pour apaiser mon esprit déjà bien tourmenté.

Les acouphènes

Ces bruits parasites ne sont pas une fatalité.
Utiliser de la musique ou des bruits blancs pour s'endormir. (eau, air , chants d'oiseaux, bruit de cascade, montagne, mer...)

Les acouphènes peuvent être dus aux tensions du cou et de la mâchoire et des raideurs des cervicales.
L'ostéopathie, la sophrologie, la relaxation dynamique, la visualisation, la chiropraxie, les séances de thérapie comportementale et cognitive, peuvent aider.

Mise en pratique:

1 inspirer par le nez , gonfler le ventre.
Retenir la respiration en contractant tous les muscles.
Souffler par la bouche avec l'intention mentale d'évacuer toutes les tensions puis tout relâcher.

2 Créer un endroit sécure. mental afin de s'y réfugier lorsque le stress de l'acouphène prend le dessus.

3 La TCC (thérapie comportementale et cognitive)

Celle-ci peut permettre de comprendre les mécanismes de l'acouphène puis d'identifier les idées et les automatismes qui l'entretiennent.

Changer les croyances :

Passer de :

« - Ca ne va aller qu'en empirant ! »

À :

« -Je peux réussir à ne plus les entendre. »

La TCC est efficace surtout quand l'acouphène entraîne des angoisses ou un isolement.
Certains médicaments peuvent provoquer des acouphènes.
Si les acouphènes sont dus à une pression artérielle élevée, manger de l'ail cru ou du romarin peut favoriser leur disparition.
La fatigue et l'anxiété peuvent aussi provoquer des acouphènes.
L'hypnose peut améliorer la qualité de vie en cas d' acouphènes chroniques.
L'acidité stomacale peut les intensifier.
Faire un jeûne régulièrement peut les faire baisser d'intensité.
Ne pas oublier que personne n'est jamais devenu fou à cause de ses acouphènes.

Dimanche 29 Décembre 2020

Les jours passent et le stress augmente chaque jour un peu plus.
Cela fait deux nuits que je me réveille frigorifié pourtant le chauffage est allumé et il semble faire bon dans la pièce.
Je me sens frigorifié surtout au niveau des jambes, c'est comme si le sang ne circulait pas jusqu'en bas.
J'ai peu dormi et peu mangé, cela joue sans doute dans le maintien de ma chaleur corporelle mais je n'ai jamais vécu de tel épisode de froid.
Suis je en train de faire une hypothermie ?
Je suis en hyper vigilance, cela est certain.

Je suis allé me balader mais l'angoisse concernant cette frilosité m'a tellement attaché la tête que je me suis rendu à la pharmacie.
Comme d'habitude, Patricia était là, souriante, accueillante, et surtout rassurante. Pour elle, il n'y a pas à s'alarmer. Il fait juste froid et mon corps supporte simplement plus le froid comme avant.
Ma température était tout même à 36.4
N'étant toujours pas rassuré comme je le souhaitais, je suis allé aux urgences de la clinique Jaurès au métro Porte de Pantin.

Une gentille femme docteure m'a reçu avec douceur et bienveillance.
Elle a fait quelque examens, quelques palpations des jambes.
Elle a regardé mes réflexes et pour elle également. Tout semble aller bien.
Mes constantes étaient bonnes :
12.9 de tension
98 pour cent d'oxygénation
60 battements par minutes

Après avoir échangé sur le Covid.
Pour elle, mes acouphènes sont liés au bruxisme , qui lui , est lié au stress.
Au toucher, pas de problème de thyroïde
Toujours selon ses dires, tout est relié à mon traumatisme Covid et devrait se résorber sous peu.

Rendez-vous médical Décembre 2020

Je fais parti des personnes de la population française qui ont eu le covid.
De ce fait, il se pourrait très bien que si je l'attrape à nouveau, je ne le sache même pas. Il se peut qu'il n'y aura aucun symptômes car mon corps enverra ses petits guerriers faire leur travail.
Et il se peut aussi que je ne l'attrape pas une seconde fois. Al Hamdoulila
Il faut arrêter de s'inquiéter, oui le covid existe, on ne peut pas le nier, mais beaucoup l'ont eu et s'en sont sortis. D'autres l'ont eu sans symptômes, mais à l'heure actuelle, certains l'attrapent parce que oui il est encore là, mais ils ne sont pas tous malades.
« Calme toi, respire, et laisse ton corps faire son travail. »

Retour du docteur :

« - Vous avez un corps solide, il a déjà bien combattu mais surtout il va bien.
Oxygène à 98.
Poux régulier à 59, pas de problèmes particuliers.
Tension à 12 malgré le peu de sommeil. »

Et comme dit le docteur :

« - Il n'y a rien de grave. Votre corps a gagné, votre corps est solide, si vous dormez peu ce n'est pas grave, ça passera. Si vous lâchez prise, ça ira, si vous n'êtes pas dans le contrôle, vous vous sentirez bien, de ce fait, vous dormirez mieux.

L'angoisse de ne pas dormir créé de l'angoisse, et c'est un cercle vicieux.
Vous devez réussir à vous dire d'aller vous faire foutre. Dans le sens, que votre esprit vous lâche alors que, là tout de suite vous allez bien. Vous n'avez perdu personne (par la grâce de Dieu.) Vous êtes sorti indemne de votre hospitalisation, sans avoir été soigné aux médicaments.
Vous êtes tendu parce que stressé,
Vous avez des symptômes parce que stressé. C'est tout.
L'angoisse, l'hyper vigilance créent des symptômes qui se ressentent physiquement mais qui n'existent pas réellement. »

Rendez-vous médical suite :

»- Tout semble bon, et après avoir fait une radio des poumons, même s'il semble y avoir une accentuation de la trame dans la région thoracique, je ne m'inquiète pas pour vous.
La trame était déjà présente en novembre 2019 et il n'y avait rien d'inquiétant déjà avant même le covid.
J'insiste sur le fait que vous avez déjà eu le covid, vous ne l'aurez probablement pas une seconde fois, en tout cas, pas pour le moment.

Vous avez déjà les anticorps. Vous devez à tout prix cesser d'être hypervigilent.

(Ce que Dieu veut arrivera, ce qu'Il ne veut pas, n'arrivera pas.)

Mon bilan sanguin et les radios ont tout de même montré :

- Du gras autour du foi
- Les créatinines élevées
- Des feritines élevées également.

Une semaine après, je retourne faire une deuxième prise de sang pour vérifier ma thyroide, je discute avec l'infirmière et lui dis que mes féritines sont élevées.

Elle prend un air horrifié et me dit à moi, l'hypocondriaque de service, que c'est surement signe de….. et elle ose prononcer le mot interdit.

CANCER

Je me décompose sur place. Je ne parle plus. Je retourne dans un silence sourd et lourd au travail et m'emferme dans le bureau de Rékia, où elle se tient debout.

Elle me regarde, et d'un coup, je fonds en larmes.

Elle essaye tant bien que mal de me calmer, de me remettre les idées en place comme elle si bien le faire. Je respire, je m'essuie le visage et je retourne voir mon docteur en urgence pour lui expliquer ce qu'il s'est passé. Elle me rassure à son tour et me dit que le covid fait augmenter les féritines à cause des inflammations qu'il provoque mais que, d'après les analyses de sang, rien ne suggère un cancer.

Chapitre 2
A PHYSIOLOGIE

1 ELIMINER LES TOXINES DU CORPS

*Citron et eau chaude tous les matins car il dynamise le foie encombré.

*Pissenlit pour soulager les reins en tisane (avec romarin et ortie , persil, coriandre).

*Bain au sel de magnésium pour provoquer la sudation (sel epson).

*Crème à la vitamine E, pour se protéger de la polution.

* Drainage lymphatique.
(masser les ganglions sous les aisselles, l'aisne, les genoux et les bras)

* Irrigation du colon pour se régénérer.

* Tisane pour épurer (bouleau, orthosiphon)

* Mettre le corps en mouvement.

* Faire des jus verts.

* Brosser régulièrement la langue.

Recette :

2 cuillères de gingembre, un demi citron, 2 branches de céleri, une tomate, un demi concombre, une pincée de poivre.

2 SYMPTOMES D'UN CORPS TOXIQUE / ACIDE

* Fatigue constante (perturbateur endocrinien, exemple : Les bonbons).

* Douleurs musculaires et articulaires.

* Difficultés à se concentrer.

* Encombrement des bronches, toux, glaires, sinusite à répétition.

* Graisse autour du ventre essentiellement.

* Insomnies (Trop de toxines = fatigue du foie= augmentation de sécrétion d'ammoniaque= effets inhibiteurs sur la production de la mélatonine).

* Apparition de calculs biliaires.

* Congestion des sinus, otite, maux de tête, migraines, torticolis

* Stress = Magnésium en moins = crampes = courbatures car le stress crée de l'acidité.

*Arthrose, tendinite, rhumatisme, polyarthrite.

* L'acidose entraîne une perte de masse musculaire, des tremblements.

* Reflux gastriques., brûlures d'estomac.

* Tension artérielle, frilosité.

* Sensations de membres lourds, nervosité

* Tendance dépressive.

3 REFLUX GASTRIQUES

Symptômes :

* Gorge qui brûle.

* Quinte de toux surtout la nuit.

* Ganglions.

* Maux de tête.

* Glaires dans la gorge.

* Rhumes.

* Acidité.

* Goût de fer.

* Point au cœur.

* Point aux côtes.

Il faut sensiblement faire attention à l'alimentation.
Eviter les mélanges d'aliments.
Eviter les épices, le sucre, le gazeux.
Manger cru pour obtenir le plus de micro nutriments et peu salé.

4 COLOPATHIE FONCTIONNELLE

Symptômes :

* Gaz.

* Ballonnements.

* Spasmes.

* Maux de ventre.

* Diarrhées / constipation .

* Anxiété .

* Rots.

Il faut sensiblement faire attention à l'alimentation.
Le gluten, le lactose, le sucre, sont à proscrire.
Eviter au maximum les légumineux.
Eviter les mélanges d'aliments qui ne se digèrent pas ni en même temps, ni au même rythme.

Manger trop vite, parler en mangeant ,ou l'excès de nourriture permet le développement des gaz dans le ventre.

Conséquences :

Douleur abdominale.
Manque d'appétit.
Vertige, diarrhée, constipation.
Perte de poids.
Changement de couleur des selles.
Malaise lors du passage de la nourriture.
Boule dans l'estomac.

Les causes:

1 Quand on ne mâche pas correctement, la nourriture a du mal à atteindre le colon.

2 Une fois dans le côlon, elle est digérée par une énorme quantité de bactéries.
Plus le processus est difficile, plus il y a de gaz.
Les édulcorants et le fructose prennent du temps à être digérés.
Le stress et l'anxiété créent également des gaz.

Le psyllium blond, permet en cas de diarrhée ou de constipation, de retrouver une digestion normale. A utiliser sur une période de deux semaines afin que les intestins puisse faire à nouveau leur travail.

En cas de grosse constipation, le mélange d'une cuillère d'huile d'olive, de miel dans un verre d'eau tiède, permet une meilleure évacuation.

5 STRESS /ANGOISSES

* Palpitations.

* Sensation de devenir fou.

* Peur de perdre le contrôle.

* Doigts qui tremblent.

* Sensation de ne pas tenir en place.

* Impression que l'on va mourir.

* Bruxisme.

* Névralgie cervico-brachiale

* Acouphènes.

* Epaules tendues, bras sous tension.

* Essoufflements.

* Jambes lourdes et fatiguées.

* Sensation de chaud / froid dans le corps.

* Frissons.

* Insomnies.

* Cauchemars.

6 ALIMENTS QUI INFLUENCENT LES REVES

* La charcuterie , riche en tyramine, perturbe le système nerveux et le sommeil.
Elle provoque des cauchemars et des rêves déroutants.

* Le chocolat , riche en graisse, provoque des indigestions.
Quand on sait que ce qui gène le 2è cerveau situé dans le microbiote gène également le cerveau, on comprend vite le lien.
Une digestion perturbée = sommeil perturbé.
Cela provoque également des rêves étranges, et des réveils de nuit.

* Les sucreries sont des excitants et entraînent des rêves bizarres.

* Les produits laitiers provoquent eux aussi, des rêves insensés.

7 LE BRUXISME

Lié au stress ou à une de ses conséquences.
Les dents se serrent ou grincent. Les mâchoires sont tendues.

Mettre de la conscience sur les mâchoires puis relâcher.
Se faire masser au niveau des masséters ainsi que sur les points suivants :

* 2 extrémités des sourcils.

*Arête du nez.

* Sous les paupières.

* Sous le menton.

* Sur les zygomatiques.

* Sur les mandibules.

Masser tout en respirant calmement pour se détendre.
Masser le front du bout des doigts, masser les tempes, lisser les sourcils,
Masser les paupières fermées, les joues ainsi que les oreilles

8 QUE FAIRE EN CAS DE TENSIONS MUSCULAIRES

Préparer un mélange d'huile essentielle de gingembre avec de l'huile végétale d'amande douce. Masser sur les points douloureux du corps.

* Faire des étirements.

* Faire des rotations des articulations.

* Presser les endroits douloureux puis relâcher.

* Effectuer des pressions au niveau des bras.

* Malaxer, tapoter, pétrire.

* Utiliser une balle de tennis, sur les triggers points.
Poser la balle sous le dos, et pivoter sur le point douloureux.

* Travailler sur le diaphragme qui est très important pour la vascularité et qui permet une meilleure respiration.

* Soulever les bras au ciel et respirer profondément.
Expirer en descendant les bras et fléchir le tronc et la tête vers l'avant pour se mettre en boule.

* Enlever l'acidité du corps en mangeant tous les jours des fruits et des légumes ainsi qu'avoir une meilleure hydratation.

9 ATTAQUE DE PANIQUE

* Sensation de peur.

* Malaise intense.

Elle peut durer quelque heures et diminuer progressivement

* Frayeur, désarroi.

* Sensation de catastrophe imminente.

* Sentiment d'isolement.

* Peur de devenir fou, de mourir.

* Essoufflements et sensation d'étouffements.

* Tension élevée.

* Vertiges.

* Tremblements.

* Fourmillements aux extrémités.

* Palpitations.

* Sensation de froid/chaud.

* Sueurs froides, transpiration excessive.

* Nausées, vomissements, diarrhée.

* Agitation intense.

Gérer l'attaque avec de la cohérence Cardiaque, en marchant dans les bois tout en conscientisant sa respiration.
* Se faire masser si possible, essentiellement les épaules, mains ou pieds.
Utiliser des plantes telles que la passiflore, l'aubépine pour se calmer.

Mise en pratique en cas d'attaque de panique

1 Cohérence cardiaque

Dès les prémices de l'attaque de panique, s'installer confortablement et commencer à respirer lentement et profondément.
L'objectif est de ralentir les battements du cœur.

Respirer par le nez, souffler par la bouche, vider les poumons entièrement.
Porter l'attention sur le souffle..
On sollicite le système nerveux parasympathique responsable de la détente de l'organisme.

On inhibe l'action du système nerveux orthosympathique.

Une fois l'attention portée sur le souffle, le cerveau prêtera moins attention aux symptômes.

Alors, on lui envoie le message :

" Tu peux te calmer".

2 Mind fulness

Porter son attention sur quelque chose de précis.
Regarder notre environnement direct puis nommer et décrire tout ce qu'il y a autour de nous.
= plein de conscience, de là, ici, maintenant.

3 Auto-hypnose

Au premier signe , fermer les yeux, visualiser un lieu sécure tel une plage, une montagne..
Décrire ce que l'on ressent.

4 Les huiles essentielles

- Petit grain bigarade.

Cette huile essentielle baisse le rythme cardiaque, diminue la tension artérielle.
Appliquer une goutte sur chaque poignet et respirer 5 fois.

- Camomille romaine.

Deux gouttes sur chacun des poignés et respirer.

Vous pouvez également effectuer un massage sur le plexus solaire en y ajoutant de l'huile végétale.

- Lavande fine

A placer sous l'oreiller , ou sur un mouchoir sur la table de chevet.

5 Sport dès le début de la crise.

Se mettre en mouvement à travers la marche à pied, le jogging, le vélo, la danse, permet rapidement de réduire considérablement une attaque de panique.

10 ROUTINES POUR MIEUX DORMIR

* Mettre un pyjama, cela doit annoncer au cerveau qu'il est temps de s'éteindre.
* Allez dans la chambre et aérer quelques minutes la pièce.
* Se mettre sous les draps et respirer calmement tout en arborant un sourire. Ce sourire permet de feindre le cerveau en lui envoyant l'information que vous vous sentez bien
* Faire une prière et remettre sa nuit entre les mains de Dieu.
* Respirer pleinement par le nez et tendre les pieds. Contracter les muscles 4 secondes puis relâcher tout en expirant par la bouche .
Reproduire sur chaque membre en passant par les mollets, les cuisses, les fessiers, les mains, les bras, les épaules, le ventre , le torse.
Ce processus va permettre au corps de se détendre complètement et de relâcher les tensions
* Faire le vide dans la tête ou accueillir chaque pensée qui vient et la laisser repartir.
Calme, sérénité, quiétude.
Faire voyager ces mots dans votre esprit.
" Je suis calme, je suis serein, mon esprit atteint la quiétude . Je suis apaisé, je ne fais qu'un avec mon sommeil. Je me sens lourd mais je me sens bien. »
* Il est important de ne pas se mettre la pression. Si le sommeil arrive, c'est une bonne chose, s'il n'arrive pas, c'est aussi une bonne chose. Il est primordial de ne pas céder à la panique.
* Il est inutile de rester au lit plus de trente minutes. Il est plus sage de se lever, de se préparer une tisane à base de camomille ou de passiflore, de mélisse, de verveine, de tilleuls, de fleur d'oranger.
* Marcher quelque minutes dans une autre pièce, faire une prière, prendre un livre, regarder par la fenêtre, il est agréable à ce moment de faire autre chose. Puis de retenter l'expérience. D'ici là, les effets des plantes auront sûrement fait effet.
* Si vraiment le sommeil n'arrive pas, j'ai toujours avec moi un atarax (antihistaminique, qui ne crée pas d'accoutumance) , prendre un demi cachet dans les nuits difficiles peut aider.
* Prendre une longue inspiration suivi d' une expiration plus longue. Plus l'expiration sera longue, plus la détente du corps s'effectuera.
* Avant de dormir, il est bon de se déshabiller de nos pensées.

B PSYCHOLOGIE

Liza G. Thérapeute en Maieustésie
(Thérapie pour décliver les traumatismes.)

Dans ma détresse Covid, j'ai fait la connaissance de Liza G. qui vit en suisse.
Elle est thérapeute en Maieustésie.
Elle a été touchée par mon histoire et me propose une thérapie complètement différente de tout ce que j'ai connu. Je la remercie.
Évidemment, cette thérapie se fait en Visio de part l'éloignement.
On se voit plutôt le jeudi après-midi pendant ma pause. Je m'enferme dans le bureau de Rékia, ma responsable.

La thérapie est assez étrange. Une sorte d'hypnose mais qui ne procure pas du tout les mêmes effets.
Je ressens bien les brèches se refermer après la séance mais je sens également que c'est bien au-delà de tout ça .
Ce qui m'arrive, ce n'est pas qu'une question de traumatisme même si, encore une fois, une partie de ça joue.

La Maieustésie c'est quoi ?

Un choc émotionnel = clivage dans le psyché.
Par de soit en souffrance = On occulte.

Pour se sentir entier, l'individu a besoin de toute ses parts, même celles qu'il a occulté.

La Maieustésie, c'est reprendre contact avec la part occultée.
= apaiser cette part, la reconnaître.
Une fois reconnectée, l'individu se sent à nouveau entier.

Il y a :

- Ce que l'individu est maintenant.
- Tout ceux qu'il a été depuis qu'il existe.

Lors d'un choc émotionnel, la pulsion de survie agit en protecteur et va mettre la part de soi qui a subit le traumatisme à l'écart.
C'est avec la maturité que l'individu peut se reconnecter avec la part occultée.

La part de psy veut remettre de l'ordre et ré instaurer la part manquante.
Elle produit donc des symptômes psychologiques. Ces symptômes existent seulement pour que le travail de réinsertion se fasse.
 Symptôme = l'écouter = le comprendre
= recherche de la justesse.
= reconnaissance
= apaisement
= disparition du symptôme..

« *Vous êtes volontaire et combattant*
Mettez de l'attention sur les acouphènes et demandez leur si c'est important pour eux d'être la ?
Écoutez attentivement la réponse.
Les acouphènes, c'est quelque chose qu'on doit entendre ou qu'on ne veut pas entendre et qui hurle pour être entendu.
A 39 ans, il y a souvent une baisse d'énergie qui fait remonter à la surface tout ce que l'on a enfoui dans le passé.
Tout veut et doit se remettre à jour.
C'est à ce moment d'ailleurs, que l'on met en place son développement personnel. »

Tom. E. Thérapeute en gestion d'angoisse

Une nuit, alors que j'avais réussi à m'endormir, j'ai été réveillé par une grosse tachycardie.
Je sentais mon cœur taper tellement fort que j'avais l'impression qu'il pourrait sortir et s'arracher de mon thorax.

Puis, j'ai eu l'impression de ne plus pouvoir respirer de manière autonome.
C'était comme si, il fallait que je conscientise ma respiration.
Imaginer, l'esprit encore embrouillé, de ne plus pouvoir respirer comme on l'a toujours fait depuis notre naissance, de manière spontanée et irréfléchie.

Je ne comprenais pas ce qui m'arrivait.
Et si j'oubliais de respirer ?!

Comme à l'accoutumée, j'ai fait des recherches pour comprendre ce qui m'arrivait.
Ce Covid m'en a tellement fait voir de toutes les couleurs.

Je suis tombé sur un thérapeute qui s'appelait Tom. du moins , dans un premier temps, je suis tombé par hasard sur sa vidéo.
Cette vidéo a été une vidéo clé dans l'apaisement de mes angoisses

* Les crises d'angoisse sont des problèmes internes liés à nous.
Nous sommes les seuls à pouvoir y faire quelque chose

* On ne peut pas juste attendre que ça se termine.

*Signer engagement avec soi(planter le drapeau)
Aujourd'hui, c'est le dernier jour, je vais arrêter de subir.

* Objectifs (être heureux, rire, acheter une maison...)
Créer un montage photo avec ce que je veux faire.
Acheter une maison, apprendre a faire du piano, apprendre une nouvelle sourate.

* Les crises d'angoisse viennent d'une pensée parasite.
Noter les sur un carnet de bord ainsi que les pensées qui les alimentent.
Décrire le cheminement du scénario, celui qui fait le plus peur.
Maintenant, avec toutes les craintes que tu as déjà lors des crises, est-ce que cela est vraiment déjà arrivé?
Si tu pensais devenir fou, ou que tu allais mourir, est ce réellement arrivé?

* Les angoisses sont là pour nous protéger, pour nous maintenir en vie.
Le cerveau à conditionné cette situation de crise d'angoisse comme dangereuse mais ce n'est pas le cas.
C'est une amie qui nous veut du bien mais qui ne sait pas le faire.
À nous de canaliser notre angoisse, de lui parler, et de se poser les bonnes questions.

* La peur est plus dangereuse que la menace elle-même..
La peur est irrationnelle et laisse place à l'inconscient qui prend le dessus.
Mais l'inconscient a un âge mental de 3 à 5 ans.
Le conscient doit donc parler à l'inconscient

* Nous avons tendance à mettre en avant les comportements d'insécurité alors qu'il ne faudrait pas.
* Plus on pense à quelque chose, plus cela prend de la valeur, plus c'est nocif.

* Il faut changer sa manière de penser.
Ne pas se dire "Je vais passer une mauvaise nuit " car on attire ce que l'on pense.
Le cerveau ne fait pas la différence entre le positif et le négatif.
À force d'avoir peur d'une chose, on se conditionne et on l'obtient.
Donc à force de penser à quelque chose de positif on l'obtient également

- Les pensées qu'on alimente façonnent notre vie

* Pour guérir des angoisses:

* Reprogrammer ses émotions, c'est panser les situations.
Identifier les situations actuelles qui posent problème.

* Se dire qu'une crise d'angoisse ne tue pas

Les armes pour accompagner dans la guérison :

* Le corps est capable de tout guérir même si l'on pense que c'est irréversible.

* La somatisation : quand on croit que l'on peut avoir tel ou tel symptôme, on peut les somatiser sur le corps .
Donner de l'importance à quelque chose, c'est le faire naître.
Cela peut donc fonctionner pour les pensées positives.

* Arrêter de polluer vos amis avec vos problèmes, à part ceux qui savent et qui veulent nous écouter.

* Faire des choses qui font du bien.

* Prendre le temps pour soi

* Faire des choses créatives.
- Revoir son alimentation

* La crise d'angoisse permet d'évoluer.
L'angoisse n'est pas un problème figé

Lors d'une crise d'angoisse, le diaphragme est gainé, nous sommes donc essoufflé.
Inspirer 3 secondes par le nez, retenir l'air quelques secondes puis expirer calmement.

« **Maladie Chronique** » **Anne-Laure B.**

*Fermer les yeux et imaginer que l'on est bien si on était libéré des contraintes de la maladie.

Remettre les compteurs à zéro..

LES ERREURS

* Comprendre les causes de la maladie ne va pas tout régler surtout pour un virus encore inconnu.

* Croire que si l'on fait ses choix en fonction de la maladie, on ira mieux

* Rendre responsable sa maladie de ses maux, de ses choix, de ce que l'on est , de ce que l'on est devenu.

* Rendre les autres responsables de sa maladie et ce qui en découle.

IL NE FAUT PAS RENDRE LA MALADIE RESPONSABLE DE TOUT

Pour le moment, il est inutile de chercher les causes.
Il ne faut pas s'enfermer à cause de sa maladie.
Cela augmente les ruminations.
On se prive de liberté.
On reste ancré dans des schémas négatifs.

Tableau de Bord 3

2021, Nouvelle année, mais rien de neuf sous le soleil Covid

Bientôt un an que le Covid a croisé ma route et m'a anéanti.
Mais il a eu du bon ce Covid.
Il m'a tout de même permis de me rendre compte qu'il y a des choses à changer.
On dit que :

SI TU N'APPRENDS PAS PAR LA SAGESSE, TU APPRENDRAS PAR LA DOULEUR.

Cette phrase est tellement pleine de sens.
Je me suis donc dit qu'il était temps de changer.
Gommer les défauts , et en même temps commencer à être plus ferme.
M'éloigner des gens toxiques et surtout, surtout, ne plus donner d'importance aux personnes qui m'ont fui au moment où j'avais besoin d'une oreille, d'une épaule.
Moi qui ai passé ma vie à écouter les autres, je me suis parfois retranché sur moi, même si je savais que je pouvais compter sur quelques personnes.
Ma famille, Jessica, Azize, Patricia, Annabelle, et puis d'autres sur qui je savais que je pouvais compter si j'effectuais la démarche vers eux.
La réalité est que, lorsque l'on est mal, on s'attend à ce que les autres viennent de par eux même et n'attendent pas un appel à l'aide.
Je sais que Magali ou Laurent (mes meilleures amis également) sont là mais pas forcément pour ce qui est à trait à la santé.
Alors j'ai appris à me faire violence pour ne pas trop évoquer ce sujet qui malheureusement, prend beaucoup de place depuis Mars 2020.

Mais , et surtout, ce Covid m'a permis de me lancer dans une toute autre aventure.
L'achat d'une maison.
Depuis mon retour du confinement, après ces 9 nuits d'insomnie dans une chambre qui contenait à peine mon lit deux places, où les plafonds étaient tellement bas que je pouvais les toucher en levant les bras (et je ne mesure que 1m75) . Après 9 nuits d'oppression, mon séjour à l'hôpital, j'ai commencé à effectuer des démarches pour avoir un prêt (que Dieu me pardonne).
Sans rentrer dans les détails, à mon retour de l'hôpital, j'ai appelé ma banquière de la SG pour faire une simulation. En Juillet, j'ai eu un premier RDV mais la banquière n'était plus là et à laisser place à un gentil banquier mais tellement incompétent que je suis finalement passé par un premier courtier.
Malheureusement, cela s'est soldé par un premier échec.
Ce n'est que bien plus tard que les choses se débloqueront.

Le mois de Janvier a été rythmé entre deux angoisses par la fête de « Noël », le « jour de l'an »
Et mes passages chez maman en espérant ne jamais la contaminer.

C'est tellement flippant et si dure de ne pas pouvoir approcher la femme que tu aimes le plus au monde, qui t'a donné la vie, son amour, son temps, son argent, et que tu ne peux plus la serrer contre toi de peur de la rendre malade.

J'ai toujours angoissé à l'idée de la contaminer. Un jour, elle m'appelle et me demande de venir manger des petits gâteaux avec elle.
Je passe donc la voir, et elle me dit :

« -Tiens, sers toi ! »
Ce que je fais mais j'ai l'impression à ce moment là qu'en prenant un des gâteaux, je touche celui d'à côté. Alors un combat psychologique se mène dans mon cerveau.

«
- Mais non, tu l'as pas touché !
- Mais si , j'en suis convaincu !
- Tu es sur de toi ?
- Presque sur oui !
- Mais ça veut dire qu'elle va probablement attraper le Covid ?
- Mais non, puisque tu n'as pas le Covid, tu peux pas lui transmettre.
- Oui, mais peut-être que tu l'as et que tu es asymptomatique !

Le combat n'en finissait pas mais le gâteaux était déjà en pleine digestion dans l'estomac de ma mère tant mon esprit était omnubilé par l'idée de la rendre malade.
Cela s'est donc conclu par une crise d'angoisse et surtout un long moment d'attente et de prières pour qu'elle ne tombe pas malade.

Le Covid a accentué tous les maux du corps dit-on.
J'ai d'ailleurs développé plusieurs théories dont les suivantes :

1 Il peut lire notre ADN et lire toute les maladies que l'on a déjà vécu et nous les faire revivre. Même les petits maux du quotidien , les douleurs, les blessures, les entorses.

2 Il a le pouvoir de lire également tout ce que l'on aura comme maladie et de fait, avancer à aujourd'hui les maladies que nous ne devrions avoir que demain.

3 Le virus a une nanotechnologie qui lui permet de se connecter via les ondes et reçoit donc des informations pour dérégler notre système nerveux ou notre ADN

Les théories prennent de la place en moi et plus elles grandissent en moi, plus le stress augmente car personne ne pourrait lutter contre une telle technologie.

Est ce vrai, est ce faux ?

Comme je le répète souvent à Cécile, ma psy :

« Si l'Etat, de tout temps, nous avait montré plus de bienveillance, je n'en serais sûrement pas là à inventer des théories qui n'ont pas non plus été démontées.

Résumé de tous les maux que j'ai eu depuis Mars 2020

Toux, gorge sèche, maux de tête, fièvre, courbatures, douleurs à la nuque.
Insomnies, angoisses inexplicables.
Tachycardie.
Bruxisme, acouphènes, frilosité.
Problème respiratoire
Spasmes au coucher
Tension dans les bras.
Raideur de la nuque
Douleur dans le bras droit
Douleurs articulaires et musculaires
Tension dans l'œil gauche
Fatigue, amaigrissement

Jeudi 25 Février 2021

C'est étrange ce qui m'arrive. Vraiment très étrange.
Ce virus, est vraiment spécial.
On dirait un être qui se balade à sa guise en moi.
Pourquoi certaines personnes et pas d'autres sont touchées par lui ?
Pourquoi certains comme moi développent un Covid long ?

J'ai comme l'impression que mes symptômes ou mon mal être devient cyclique.
Je peux me sentir tout à fait bien pendant 5 jours et là, quelque chose de nouveau apparaît.

J'ai commencé des séances de kiné respiratoire et cardiaque.
Le kiné a aussi fait quelques manipulations autour de la nuque et des épaules pour relâcher certains muscles.
Cela aurait pour conséquences de relâcher également mes masséters pour diminuer mon bruxisme.
Les séances me font du bien.
En libérant un de mes points trigger, cela a provoqué une énorme euphorie.
J'ai eu l'impression d'être shooté pendant 5 minutes.
J'imagine que certaines tensions sont essentiellement émotionnelles et de ce fait, relâcher une émotion longtemps prisonnières peut provoquer cet effet là.

J'ai été contacté par une ostéopathe, Inès, de la clinique d'ostéopathie , A MAINS NUES, qui m'a proposé de faire parti d'un programme pour soutenir les personnes en Covid long.
D'emblée, j'ai accepté et elle m'a offert 6 séances.
Sur ces six créneaux, nous avons travaillé sur les viscères, mais aussi sur les lymphes.
Il me semble me sentir mieux mais est ce un effet placebo ?

Tout me semble absurde et en même temps , si réel.

Vendredi 26 Février 2021

Il y a 5 ans, je voulais faire de l'acuponcture pour mes problèmes d'intestins.
Il est vrai que le Covid a fragilisé et renforcé les maux que j'avais déjà .
La colopathie fonctionnelle, le syndrome des intestins irritables comme ils appellent ça en faisait partie.
De gros soucis d'intestins qui me mènent la vie dure au quotidien depuis déjà pas mal d'années même s'il faut dire que j'ai une fragilité intestinale depuis mon enfance.

Je me rappelle encore de mon grand-père qui me disait après le souper :

« - Dis donc toi, t'es un vrai canard »

En effet, dès le repas fini, je courais déjà au toilettes.

Je voulais donc aller chez un acupuncteur pour voir si ses aiguilles pouvaient m'être bénéfiques. A ce moment là, Charlotte, une animatrice sur mon ancienne école m'avait filé le numéro de celle qui s'occupe d'elle.

« - Elle est superbe , tu verras. »

Mais, je ne sais par quel mystère, je n'ai jamais pris contact avec elle.

C'est chose faite. Hier, je lui ai laissé un message pour demander un rendez-vous avec elle.
J'ai rendez-vous avec elle Lundi 1er mars.

Lundi 1er mars 2021

Nous entrons dans le mois de mon trauma.
Je ne sais pas comment je vais tenir tant que je n'ai pas dépassé ce mois.
J'ai été voir l'acuponctrice.
En effet, Charlotte avait raison, elle est juste incroyable.

Arrivé métro Flles du Calvaire, je sors mon gps pour me situer et me retrouve dans cette rue .
Ayant un peu d'avance, je patiente et lui envoie tout de même un message pour faire signe de présence.
Elle descend, ouvre le grand portail et nous montons au premier étage.
Ce jour là, son chien était présent au cabinet

« - Ca ne vous dérange pas que mon chien soit là, je n'ai pas pu faire autrement, je suis désolé.
  - Non, bien au contraire, j'aime beaucoup les animaux.
  - Alors, dites moi tout. Vous êtes donc Farès Guedjali, vous avez 39 ans . Déjà, expliquez moi comment vous avez eu mon numéro et les raisons qui vous amènent à moi.

Je lui explique donc comment j'ai obtenu son numéro (elle semble surprise que j'ai pu garder son numéro aussi longtemps).
Je lui explique dans les moindres détails les raisons de ma venue .
Le covid, mais pas que.
Ma colopathie fonctionnelle, les stigmates que le covid a laissé.
La tachichardie qui traine etc…

« - Bon ça fait beaucoup en effet. Je vous propose qu'on travaille dans un premier temps sur votre tachichardie. Vous allez voir, après cette séance, vous allez vous sentir bien mieux.

Je m'installe torse nu sur sa table de massage, et place la couverture sur mes jambes.
Elle revient et pose ses mains pour prendre mon poul au poignet.
Elle me demande de tirer la langue.
Ensuite, elle me dit qu'elle va me placer des aiguilles à certains endroits pour me détendre dans un premier temps. A priori, quand elle pique, cela ne me fait pas mal. C'est déjà un bon commencement.

Elle place également une lampe chauffante au dessus de mon ventre car elle trouve que ma peau est froide à cet endroit. Pour elle, c'est tout à fait normal si j'ai une mauvaise digestion.
Mon sang circule mal, il y a un blocage quelque part.

Elle part 15 minutes . Je me sens tellement serein, détendu , que j'arrive même à m'endormir , moi, qui n'arrive plus à dormir depuis mars 2020 sans une tisane ou autre.

Au bout de ses 15 minutes, elle me demande de me retourner.
Je la vois placer des ventouses dans le dos.
Elle m'explique que ce sont essentiellement les ventouses qui vont diminuer ma tachichardie anormale , voir la faire totalement disparaître.

La séance se termine.
Elle me propose de la payer 20e par séance, ce qui est dérisoir pour l'aide qu'elle m'aura donné.
Tellement de reconnaissance envers elle.

Vendredi 26 Février 2021

La séance m'a tellement fait de bien, je n'ai plus de tachichardie, c'est à la limite du miracle.
C'est carrément incroyable. J'espère qu'elle arrivera à faire disparaitre tous les autres maux de mon corps.
Aujourd'hui, c'est le grand jour.
Concernant la maison, je vais devenir propriétaire.
Il s'en est passé des choses.
Le premier courtier n'a pas pu avoir d'offre de prêt auprès des banques.
Il dit que le covid a rendu les banques frileuses d'acorder des crédits si on a pas un très bon apport.
Séverine, mon agent immobilier, ne m'a pas laissé tomber.
Elle m' a orienté vers une autre courtière, Sandrine, et elle était convaincue que ça fonctionnerait. En effet, le lendemain, j'avais rapidement reçu un appel me proposant une offre .
Je me suis donc rendu le samedi suivant à Saint Maur Des Fossés.
J'ai immédiatement signé un accord entre elle et moi.

Conclusion :

Une banque accepte une offre de prêt au prix de la maison que j'ai trouvé sur Livry-Gargan.
Ceci amène cela, aujourd'hui est le grand jour de signature et de passage de clefs.
D'ici le 15 Avril au plus tard, je devrais laisser cet appartement dans lequel j'ai suffoqué pour faire place à une maison dans laquelle je pourrai enfin respirer à pleins poumons.

Mercredi 31 Juin 2021

Bien des choses se sont passées depuis le 26 Février .

Début Mars, je me suis pris un chat. Ca peut sembler dérisoir et pourtant, TITO me fait un bien fou.
Azize, Jessica, Sidi, Angèle Danjou, Mohamed, Nordine, Atef, Guillaume, sont venus m'aider à déménager.
Heureusement qu'ils étaient tous là. C'était très difficle pour moi de porter les cartons.
Gros essouflements à chaque carton soulevé.
La maison a commencé à prendre de la gueule et le jardin a été ma priorité dès mon arrivée.
En cas de confinement, je sais que je peux au moins être dehors, allongé sur mon transat.

Maman est rentré à l'hopital de Mars à Avril pour des raisons cardiaques.
Cela fait déjà 7 ans qu'elle traine un problème au cœur.
Elle reste à 150 battements par minutes même sans effort.
Les docteurs avaient tenté de la choquer une première fois il y a 5 ans , il y a eu du mieux pendant un temps grâce également aux bétabloquants qu'elle prend depuis.
Mais c'est reparti de plus belle.
Forcément, son entrée à l'hopital m'a valu de biens mauvaises nuits mais grâce à Dieu, elle a pu ressortir et nous avons pu passer du temps ensemble.

Une terrible histoire m'a brisé le cœur en Avril mais je n'ai pas la force d'écrire.
Certaines choses doivent rester entre les mains de Dieu et c'est Lui qui prendra les décisions qu'il faut, quand nous, petits êtres démunis, nous n'y pouvons rien.
Cela dit, je sais que cette histoire a contribué également à me laisser un cœur lourd de peine.
Je vous aimerai jusqu'au dernier souffle de ma vie et jusqu'au retour des âmes.

Début Juin, je pense encore avoir eu le covid mais je n'en suis pas si sur.
En faisant un test antigénique, une pharmacienne de Livry Gargan m'a dit qu'il y a un trait très clair et que cela pourrait signifier que j'ai eu le covid dernièrement.
Il est vrai que début Juin, j'étais dans un sale état mais c'était essentiellement la nuit et comme toutes mes nuits sont plongées dans mes stigmates, je n'ai pas su réellement faire la différence.

J'ai également pu reprendre contact avec Hiba, une amie de longue date que j'ai soutenu pendant un temps pendant sa jeunesse.
Elle est désormais mariée et surtout elle est devenue naturopathe. Elle a la gentillesse de me proposer quelques séances pour m'accompagner à un retour de Mieux-Etre.

(rétrospective)

14 Mars 2021

Je commence aujourd'hui ma formation en ventousothérapie.
Quand j'ai retrouvé ma force physique et mentale, je pourrais enfn prétendre à reproposer des massages bien-être et soins énergétiques. Depuis le Covid, il m'est impossible de prendre soin des autres comme je l'ai toujours fait.

Néanmoins, cette formation en « ventouses sèches » est une bonne idée.
Pour mon propre bien-être dans un m premier temps , et dans un deuxième temps , pour plus tard. Agrémenter ses soins avec des ventouses ne peut qu'être bénéfique pour mes bénéficiaires qui veulent décongestionner leur muscles, se sentir apaisé et pouvoir vivre un temps pour eux.

16 Mars 2021

La formation était vraiment super. En plus d'avoir été formé sur ces deux longues journées, j'ai également bénéficié d'une hijama. Nassima, est excellente dans ce qu'elle propose. Je sens que ça m'a fait un bien fou. J'aspire un jour, à pouvoir donner autant de bien que j'en ai reçu.
C'est assez étrange, j'étais le seul homme à la formation.
Toutes étaient des femmes, anciennes infirmières qui veulent se reconvertir dans la cupping thérapie.
Que Dieu me donne le courage d'affronter mes démons covid afin que je reprenne la place que j'avais trouvé dans le bien-être.

Crise d'angoisse du 10 Avril 2021

Je me suis réveillé avec des spasmes. Il est clair que ce sont ces spasmes qui m'ont généré automatiquement une angoisse.
Cela m'a angoissé au point où j'avais encore cette impression de ne plus pouvoir respirer de manière autonome.
Est ce que je fais de l'apnée du sommeil ?
Est ce que mon diaphragme est bloqué ?

Je sais que l'anxiété et le stress peuvent générer ça.
J'ai chaud, j'ai froid, j'ai des maux de tête, j'ai la gorge qui brûle.
Bref…
J'ai finalement pris deux attarax d'un coup pour éteindre mes pensées.

LE VACCIN

J'ai tant à écrire et en même temps , j'ai tellement peu envie d'accorder du temps à ça.
Il y a déjà un moment, qu'un vaccin à ARN Messager est disponible.
C'est assez fou ce que je vais écrire mais je suis convaincu au fond de moi que ce vaccin va plutôt nous diminuer que de nous renforcer face au covid..

Il y a déjà 15 ans, j'alarmais sur les réseaux sociaux que bien des choses allaient venir dont des virus modifiés et qu'un vaccin viendrait à la suite. Ce vaccin serait du poison pour notre corps.
A l'époque aussi, je parlais déjà de Puce RFID, que l'on nous mettrait à même la peau.
Cette puce servirait à nous identifer rapidement , à avoir son dossier médical sur soi et on nous vendrait cette technologie comme étant bénéfique car en cas de kidnapping, on pourrait être retrouvé rapidement. Donc l'Homme, en quelque sorte pourrait devenir un téléphone portable.

Ceci amène cela. Si l'on peut lire à distance une personne, c'est que l'on peut également envoyer des informations à distance.
Est ce cela, qui m'a fait croire que je pourrais eventuellement , être litéralement hacké à distance.
Je fais des liens et peut-être , que ce sont des liens qui me sont tout aussi toxiques et anxiogènes.
Avec le temps, je me suis efforcé de m'éloigner des théories dites « complotistes ».
Malheureusement, plus on avance dans le temps, et plus j'ai l'impression que mes théories ne sont plus fictives mais qu'elles deviennent bien réélles.

De toute manière, je ne le sens pas ce vaccin.
Si le covid a pu laisser autant de traces en moi. Qu'en sera t-il si je me fais injecter ce liquide expérimental ?

Pour être totalement transparent, j'ai beaucoup d'amis qui se sont faits vaccinés et qui n'ont pas pour autant developpé quoi que ce soit.
D'autres malheureusement, n'ont pas eu cette chance et l'on aura beau me dire que tel symptôme n'a pas forcément été provoqué par le vaccin, je n'y crois pas.

Dernièrement, un ami a reçu sa première injection.
Lui qui n'avait jamais été malade a eu son bras gauche « gelé » comme le disent les médecins. Impossible de bouger son bras pendant plus de deux mois et à cette heure ci, il n'a toujours pas retrouvé ses pleines capacités.
Une autre amie, quand à elle, a été paralysée au niveau du visage pendant une semaine.

Ai je réellement envie de jouer à la roulette russe avec ce vaccin ?
NON !
C'est évident.

J'ai eu le covid , il m'a mis à terre, j'ai encore des stigmates jusqu'à l'heure actuelle, mais je ne suis pas prêt à mettre ma vie entre les mains de ce vaccin.

Mon médecin traitant , Céline A. qui me suit depuis 8 ans, me confirme que chez certaines personnes en covid long, il a été prouvé, que le vaccin leur donnait un regain de vitalité et permettait d'atténuer les maux qu'ils gardent depuis leur premier covid.

Honnêtement, ai-je vraiment envie de céder à la piqûre ?
Encore une fois , NON !

Pourtant, il y a bien une raison qui me donne envie de passer par là.
C'est l'idée de voir tous les membres de ma famille, mes proches amis vaccinés, partir subitement pour un autre monde.
En quoi cela serait bénéfique pour moi , que de me retrouver seul sans eux ?
Mais la réalité est que j'espère, malgré les théories dans ma tête, qu'il ne leur arrivera rien.

Alors je continue de lutter pour ne jamais avoir à me faire vacciner !
Jusqu'à quand ?

Chapitre 3
A HIBA (Clefs naturopathiques)

« Il est important de soigner parallèlement et progressivement le corps, l'esprit et l'âme.
L'urgence est de commencer par le corps.
Ensuite , nous ajouterons un travail sur l'esprit. Et dans un troisième temps, il sera judicieux d'ajouter la dimension spirituelle. »

Hiba est une amie naturopathe qui a préparé un programme conçu spécialement pour moi. Les clefs , me sont donc assignées et en aucun cas elles ne peuvent être utilisées sur tout le monde. Une séance de naturopathie commence toujours par une anamnèse. Le thérapeute a tout un questionnaire santé . Il y est mentionné des questions sur le passé, sur l'ensemble de sa propre santé mais aussi sur la santé familiale et globale.
Evidemment, nous devons tous travailler, sur ces ensembles que sont :
Le Corps,
L'âme,
L'esprit et je dirai également le mental et l'émotionnel

CORPS

Un travail de fond qui commence en douceur pour apaiser et accompagner le corps puis qui se poursuivra en crescendo avec une purification et une re-minéralisation de tout l'organisme.

   1) **Réglage alimentaire :**

* Arrêter tous les aliments au sucre raffiné (gâteaux, viennoiseries, barres de chocolat etc). Une exception par semaine maximum, sans culpabilité et au contraire avec un plaisir conscient et assumé .
* Augmenter considérablement les doses de fruits et de légumes et favoriser des repas qui ne contiennent que ça. C'est vraiment la clé, c'est ce qui va rééquilibrer l'organisme et lui donner ce dont il a besoin.
* Pour les repas avec viande et pâtes/riz, favoriser les viandes blanches et les céréales complètes. Surtout prendre les fruits et légumes crus 15 à 20min avant le repas (les légumes et fruits cuits peuvent être pris en même temps que le reste).
- Une cuillère de miel et une dose de vitamine C chaque matin pour booster le système immunitaire.

2) Détoxication du corps

*Psyllium pour désencombrer les intestins : 1 grande cuillère dans un verre d'eau, à jeun, tous les matins.
*Aubier de tilleul pour désencrasser le foie en douceur : 1 ampoule chaque matin à jeun, pendant 20 jours.

3) Accompagnement énergétique

*Acupuncture : au moins un soin par mois.
*Soin énergétique : un tous les deux mois.

ESPRIT

1) Accompagnement (techniques de PNL) :

*Les maux du corps, qu'il s'agisse de ceux avant ou après le COVID, ne sont que le reflet des maux de l'esprit. Des blessures du passé, un climat anxiogène depuis très jeune, les aléas de la vie, tous ces évènements s'impriment dans nos cellules et créent dans nos cerveaux des « programmes » générant des pensées néfastes, des croyances limitantes, etc. Pour que ce type d'évènement ne conditionne plus le moral, la santé ou le bonheur, il est essentiel et urgent d'accompagner ce travail sur le corps par un coaching psycho-émotionnel avec un thérapeute de confiance.

- L'objectif ? Prendre conscience des « filtres » avec lesquels on perçoit les évènements de la vie, les relations et même l'état intérieur. Se reconnecter à ce qu'il y a de plus beau et puissant en soi (valeurs, potentiel, ..).
- Prendre en main ses pensées et actions pour qu'elles vibrent avec cet idéal.

2) Augmenter la dose de plaisir dans ta vie :

Ecrire, dessiner, danser, chanter, passer du temps avec ceux que l'on aime, il faut impérativement augmenter la dose de toutes ces choses qui font du bien.
Les hormones sécrétées par le cerveau lorsque l'on prend du plaisir remontent le moral certes, mais surtout elles sont capables de stimuler la guérison de quasiment tous les maux du corps. Alors il ne faut pas hésiter à en user et en abuser .

3) **Méditer :**

Méditer pour calmer le mental, apaiser tout notre être.
Méditer pour guérir, pour se nettoyer, pour se re-centrer.
Méditer pour se connecter, pour s'aligner, pour s'élever.
Un peu tous les jours vaut mieux qu'une grosse méditation une fois par semaine.

ÂME

Quelques pistes ici pour initier un mouvement du cœur, mais un vrai programme pourra être détaillé au fil des séances.

1) Mettre de la conscience dans les actes rituels : prières et Dhikr pour nourrir la connexion au Divin.

2) Développer et méditer la gratitude : continuer d'écrire dans notre livre de gratitude et ajouter un Dikhr "Al Hamdulillah" 100 fois par jour.

3) Dans les méditations, ne pas hésiter à développer son acceptation de ce qui arrive et sa confiance en ce qui nous dépasse. Tout ce qui arrive est juste et suit un juste plan. Nos actes ne sont que des causes et notre science est limitée, mais Notre Créateur Lui est illimité et capable de tout, il faut s'en remettre totalement à Lui.

Quand on fait une detoxication et une détoxination, le corps réagit et fait ce que l'on appelle des « crises de guérison » Ca peut aller de quelques heures à quelque jours. Cela se produit au fur et à mesure du rééqulibrage du corps.

Il est primordial de beaucoup se reposer, de marcher un peu pour s'aérer l'esprit, et mettre le corps en mouvement. Il est très important également de boire beaucoup d'eau pour accompagner ces mouvements de l'organisme.

Les fruits et les légumes ne sont pas une source d'acidité. Même les fruits qui semblent être hyper acide le sont 100 fois moins que la viande ou le sucre.
Les reflux gastriques peuvent donc être dus à des difficultés de digestion qui peuvent être causés par plusieurs choses :

La fragilité du système digestif , résultant de toutes les anciennes mauvaises habitudes.
Le fait de ne pas macher suffisement ou de manger en trop grandes quantités en une fois.
Le fait de manger trop tôt le matin ou trop tard le soir.
Bien sûr, ce sont des détails qui différent d'une personne à une autre.

D'où l'importance de mettre de la conscience dans ce que l'on fait quand on cherche à écouter son corps et à comprendre comment il fonctionne et surtout pourquoi il fonctionne mal.

Concernant l'aspect psycho émotionnel et la digestion, il est évident qu'il y a un lien et ce lien est donc l'alimentation.
Un travail de rééquilibrage alimentaire constant est la clef. Les angoisses partiront et les états de peur disparaitront. Pour s'aider, de l'huile essentielle de lavande fine sous l'oreiller ou dans le bain ou de la marjolaine à coquille en massage sur le plexus solaire peut énormément aider.

« Fouts toi la paix ». Cette phrase est tellement pleine de sens.
Nous devrions tous essayer de nous foutre la paix. Faire en sorte que cette phrase soit tel un mantra.

B LALA SAWSENE (Clefs spirituelles)

« Puisque nul ici ne peut te garantir un lendemain,
rends heureux maintenant ton cœur malade, malade d'amour.
Au clair de lune, bois du vin,
Car cet astre nous cherchera demain, et ne nous verra plus. »

OMAR KHAYYAM , RUBBAYAT

J'ai fait connaissance avec une femme au nom de Sawsène.
Dans mes peurs covid, c'est surtout auprès de Dieu que je me suis réfugié, vu que j'avais cette sensation que la mort venait à moi à taton.
Dans mes recherches sur internet, Le Soufisme m'appelait.
Cela faisait 20 ans que le mot soufisme résonnait en moi mais je n'ai jamais fait le moindre effort pour en savoir plus.
Il est évident que c'est une des branches de l'Islam dans laquelle mon cœur se sent le plus en harmonie.
En ajoutant des pages spirituelles, en l'occurrence sur le grand Penseur , pôete et Musulman qu'est Rûmi, j'ai fait connaissance avec bien des frères et sœurs, dont entre autre Sawsène.

Jamais, des mots ont pu autant impacter mon cœur.
J'avais besoin d'entendre des mots forts pour qu'ils aient un impact certain sur mon cœur, cette merveilleuse sœur a su, le toucher en plein fouet.

- On y trouve la proximité avec Allah.
- C'est Allah qui t'appelle par cette cause.
- Le soufisme connecte à Allah à travers le dikhr.
- C'est la voie qui t'appelle, comme une évidence.
- On entre pas dans cette voie par hasard, il faut se laisser guider.
- C'est du compagnonage, on ne devient qu'une seule personne, unit par Allah.
- Le dikhr collectif permet de se ressourcer, de se nourrir.
- Le soufisme, c'est l'Islam avec l'accent sur l'amour.
- Dieu est en nous. Il est proche, il suffit de faire un pas pour trouver la lumière.
- Le dikhr illumine le cœur et le corps.
- Douceur, amour, respect, le soufisme est le cœur de l'Islam.
- Le dikhr permet la concentration pour la prière, il rythme la journée.
- On va à la Zawiya, comme on veut, comme on est.
- L'engagement se fait pour soit.
- Nous avons tous la même sensibilité et sommes tous connectés à ce même quelque chose.
- Le dikhr renforce et aide à soigner au mieux.
- Le pouvoir de guérison se décuple et la lumière est une protection Divine, c'est une bulle de protection.

- Le dikhr enforce l'intuition.
- Tu manques à Dieu et Il t'appelle.
- C'est comme une relation d'amour avec Allah. Il faut donc travailler sa relation avec Dieu malgré les moments de trahison.
- C'est une miséricorde de vouloir chercher Dieu car il t'a permis de le rechercher.
- C'est une renaissance, c'est comme mourir pour renaitre.
- Rien n'est hasard, tout est Dieu.
- Tu es nostalgique de ce que tu as connu avant ta naissance car Il te connaissait avant.
- Le dikhr apporte lumière, protection et bénédiction.
- L'amour est le centre. Il n'y a pas de jugement. Mansuétude, indulgence, bienveillance, comportement d'amour et de souplesse.
- La rancune noircit le cœur, elle éloigne de Dieu.
- Avec le temps, on arrive à polir son cœur.
- Améliore toi et chemine.
- Connais toi, toi même, et tu te connaitras toi même en Dieu. Tu connaitras Dieu, ton Seigneur. La connaissance de Allah est lié à notre propre connaissance.
- Avec le temps, tout va s'eclaircir.
- La lumière appelle la lumière. Tu as besoin de ressentir et vivre les choses pleinement.
- Le soufisme est une révélation. Quand on est happé par l'obscurité, on a besoin de retrouver la lumière.
- Avec le dikhr, les angoisses s'apaisent. Ca donne un équilibre, ça t'illumine.
- Sans dikhr, on a l'impression qu'il manque quelque chose. Avec, on a l'impression que le puzzle est construit.
- Nous sommes trop déconnectés de Notre Seigneur, nous devenons comme des robots.
- Avec le dikhr, la porte des bénédictions s'ouvre.
- Les moments de connection avec Allah, apportent la plénitude, l'apaisement.
- C'est une monture vers Dieu.
- Le dikhr est un bouclier de lumière, une protection imperméable.
- Ca apporte la bénédiction, la lumière, la protection. C'est la voie royale
- Entretiens tes vibrations, ton énergie, na nature, tes prières, ton dikhr, ta méditation.
- La maladie est une purification, lache tout, détends toi.
- Ton cœur « felure », et c'est par la felure que la lumière entre.
- Eduque ton regard sur la création divine.
- Travaille ton image de Dieu.
- Si tu vois Dieu comme étant Dur, ton cœur sera dur. Si tu le vois plein d'amour, alors ton cœur sera plus souple il va se ramolir.
- Tu as besoin de réconfort, demande à Allah de t'envelopper. Sois bienveillant envers toi, laisse toi aller dans cette voie.
- Un pas vers Dieu, c'est mille pas vers toi.
- Tu as ouvert une porte, la lumière ne peut désormais qu'entrer.
- On apprend à voir Dieu à travers toute personne.
- Il faut aussi prouver son allégéance envers Dieu.
- Quand on est foudroyé par Dieu, le cœur se brise pour Lui. La peur se tranforme en lumière. D'ailleurs cette lumière fait à son tour peur. C'est aussi par ce biais que Dieu nous appelle aussi puis tout se transforme en amour.
- Ce qui te fait peur, ce sont les voiles qui te maintiennent loin de Dieu. Mais ils vont s'envoler un à un.

- On a toujours peur quand on est loin de sa source, de son Dieu. On panique, et on vit dans cette nostalgie. Ne panique plus, vois la peur comme une bénédiction. Apaise toi, n'aies crainte.
- Le chant fait aussi parti des pratiques des soufis.
- Faire des prières sur le Prophète Mohamed, pour calmer ses angoisses.
- La voix et le souffle s'améliorent avec le dikhr.

LE DIKHR

Il chasse Satan, le réprime, le brise.
Il entraine l'agrément de Dieu.
Il élimine les soucis, les angoisses du cœur.
Il apporte au cœur, la joie, l'allégresse.
Il illumine le visage et le cœur.
Il fortifie le corps et le cœur.
Il attire la subsistance.
Il revet l'invocateur de respect, de douceur, et d'aspect agréable.
Il fait acquérir l'amour, l'esprit de l'Islam.

Celui qui veut gagner l'amour de Dieu, doit le mentionner.
C'est la porte de l'amour.
Il entraine l'IHSANE (perfection)
Il fait obtenir la qualité de confiance en Allah. Dieu devient ainsi son refuge et son asile. Son protecteur contre toute les calomnies et malheurs.
Il fait hériter une place privilégiée auprès de Dieu.
Plus le dikhr est abondant, plus on se rapproche de Dieu.
Il ouvre une porte sur la connaissance.
Il évacue la rouille du cœur.
Il efface les fautes.
Il détruit l'appréhension.
Il sauve du chatiment du feu.

C'est la cause qui fait descendre la SAKINA (sérénité) de Dieu.
Il occupe la langue.
Il fait éprouver du bonheur à son invocateur.

Sawsène m'a ouvert une fenêtre pour une meilleure compréhension du Soufisme.
De là, j'ai voulu en apprendre d'avantage sur Rûmi, ou sur bien d'autres Musulmans Soufis de l'époque jusqu'au moment où je suis tombé literallement amoureux du livre
« Soufi mon amour » de ELIF SHAFAK
Le personnage qu'est Shams-ed-din Tabriz m'a fait voir la vie d'un tout autre œil.

(Rétrospective)

9 Avril 2021

Assis sur mon petit banc, au beau milieu des arbres du parc de la Poudrerie, j'entreprends ma nouvelle lecture.
Au bout de quelque pages, je sens comme une présence bondir de part et d'autre, derrière moi.
Je me tourne et vois un joli écureuil monter quelques centimètres sur l'écorce de l'arbre.
Il me regarde, je le regarde, et puis il continue de monter tout en s'arrêtant toutes les 2 secondes pour jeter un coup d'œil dans ma direction pour ensuite disparaître de mon champs de vision.
Ce petit moment de connexion avec les êtres de Dieu est une bénédiction pour la suite de ma lecture.

De fil en aiguille, je fais la connaissance de plusieurs frères dont Mohamed H.
Cet homme, d'un certain âge, et d'une sagesse infinie.

Il m'apprend ce qu'est la voyage initiatique , et la graine qu'est le cœur.
Il m'enseigne que Dieu est au plus proche de Nous. Il est au centre, il est au cœur du cœur.

Le voyage initiatique, c'est aller à la rencontre du dépôt que Dieu a donné à chacun des êtres humains.
Ce dépôt, c'est la graine, cachée dans le cœur.
C'est transformé l'intérieur et l'extérieur.
C'est le voyage du cœur vers Allah

Le voyage, c'est partir de son cœur pour revenir vers son cœur.

Tableau de Bord 4

16 Juillet 2021

J'ai passé toute mon enfance dans une cité.
Même en grandissant, je n'ai connu que les appartements. Mon grand-père avait une maison de ville . C'était sympa mais il avait une cour plutôt qu'un jardin, il avait bien un potager mais ce n'était pas paisible pour s'installer et se sentir tranquillisé, s'émerveiller.
 Il avait un poulailler, c'était agréable que de pouvoir aller chercher les œufs au petit matin mais je n'ai jamais pu trouver la quiétude à cet endroit.

J'avais bien une grande tante, qui vivait également en maison. Je n'y suis allé qu'une seule fois .
Le seul souvenir que j'en retiens, ce sont les grands dressings que mes cousins avaient en plus de leur chambre.
Leur dressing avait la taille de ma chambre, et leur chambre, la taille de mon salon.

Puis un jour, à l'aube de mes 40 ans, j'ai pu découvrir ce qu'est la douceur d'un jardin. Pouvoir semer des graines et les voir pousser.
Pouvoir choisir la plante à mettre en terre, la voir grandir, et y voir ensuite tout un tas d'insectes plus beaux les uns que les autres s'y déposer.

Quand allongé sur ma chaise longue, je vois un battement d'ailes, un papillon se poser quelques instants pour butiner sur un pétale de rose jaune, un cétoine couleur émeraude me regarder tel un étranger bienveillant sur le coin d'une feuille de laurier, je ne fais qu'un avec les merveilles de ce monde.

Mon jardin c'est ma tour « Karin » de dragon ball, mon palais de Dieu. Un lieu hors du temps .
Un espace entre deux espaces dans lequel je me sens , comme moi même, visiteur de ce monde.

Le matin, au réveil, quand je me pose sur la table du jardinet, et qu'une coccinelle vient à ma rencontre, je ne souhaite qu'une seule chose, la poser sur le bout du doigt et lui fredonner la chanson.
Envole toi lui dis-je, et c'est comme ci elle me souriait avant de partir. Fièr de sa présence à mes côtés, je la scrute jusqu'à la voir disparaître de ma vue. Reviendra t-elle demain ?

Je n'ose imaginer le paradis si mon petit jardin de tranquillité sublime mon regard comme il le fait .

Le jour et la nuit ne se ressemblent pas.

Quand ma vivace ouvre ses fleurs à la lumière du jour et se recroqueville à la tombée de la nuit, comment ne pas croire que la nature est vivante ?

Comment ne pas être admiratif des changements de saisons quand les rosiers semblent morts durant l'hiver et qu'au printemps , les couleurs redonnent de la vie ?

Dieu. Dans mon jardin je vois Dieu. Dans Toute Sa création. Au réveil et lorsque je m'endors.
J'adore Dieu. Et j'aime Ses créations.
Gratitude .

SI TON CŒUR EST LA CLEF
ET QUE DIEU EST TON CŒUR
ALORS DIEU EST LA CLEF

19 Août 2021

Aujourd'hui, 3h30 , maman s'est éteinte.

Je vis un mélange étrange d'émotions en moi. Mon cœur souffre pendant que ma tête raisonne.
Mon cœur me dit qu'il n'aura plus le bonheur de battre en harmonie, en synchronisation avec celui de ma mère mais ma tête me suggère qu'elle est libérée de son corps qui n'était plus libre.
Ma cœur trouve un peu de paix et de repos à l'idée de savoir qu'elle s'est éteinte pour briller ailleurs, pour rejoindre le créateur de toutes les étoiles , dont ma mère fait partie aujourd'hui, mais il souffre à l'idée de ne plus être éclairé par cette même lumière.

Mon ancrage, mon vaisseau s'en est allé et mes yeux partent à la dérive.

Ma tête tente tout de même de trouver un équilibre pendant que mes yeux se noient et n'arrivent plus à se fermer pour anesthésier mon esprit le temps d'un instant et échapper à la réalité des choses.
Comment survivre dans ce monde sans ma mère? Sans sa présence, sa gentillesse, sa douceur, sa bienveillance à mon égard mais aussi à l'égard de tous.
Comment survivre à la mort inéluctable de cet être que j'aime depuis 40 ans.

Ma mère est le plus bel être que j'ai connu. Tant d'amour à donner et tellement peu à recevoir.
Tellement de souffrance depuis toute jeune . Il y a une dizaine d'années, je lui avais offert un journal intime, pour qu'elle puisse extérioriser le trop plein de souffrances qu'elle a accumulé depuis son enfance , écrire ses peines, ses douleurs, ses souffrances mais aussi ses joies pour lui permettre de relativiser sur le coût de la vie. Aujourd'hui, je lis et j'en retire qu'elle ne pas été aimée par tous à sa juste valeur. Une femme incomprise, hypersensible , tellement douce et si peu aimée. Si peu respectée mais elle avait au moins l'amour de ses enfants.
Aujourd'hui, dans la nuit du 18 au 19 août 2021, mon joyau, mon amour, mon cadeau a pris un nouveau chemin.
Un chemin où la chair n'est plus mais où la lumière du créateur se répandra autour de son âme.
Depuis des années déjà , elle était prisonnière de son corps , mais son amour pour la vie, pour ses enfants et petits enfants, la gardait en vie .
Elle était comme un oiseau en cage mais sa cage était assez grande pour recevoir du monde et si la vie ne lui ouvrait pas ses grands bras alors c'est elle qui recevait la vie dans le château de son cœur.

Depuis 3h30, maman a glissé de son corps et je suis tétanisé à l'idée de continuer ce chemin sans elle. Je ne peux m'arrêter de pleurer et je pourrais par pudeur me taire, contenir ma souffrance et l'étouffer dans un bocal au centre de mon corps, mais j'ai besoin de l'extraire de son contenant .
Maman, je t'aime. Libère toi, même si ta liberté a un prix sur l'âme de tous ceux qui t'aiment.
La souffrance de ne plus pouvoir avoir accès à ton sourire et à ta gentillesse, et à ton amour que tu ne partageais pas avec les mots si ce n'est un "moi aussi" mais que tu nous donnais volontiers par ta bonté, ta générosité et tes gestes simples.

Dieu est avec toi désormais, au plus proche de toi. Je t'aime.
Je te l'ai dis et redis depuis ces 4 dernières semaines où tu as lutté corps et âme pour rester pour nous, auprès de nous, avec nous malgré tout ton corps déréglé mais cette nuit, tu ne pouvais plus lutter. On ne lutte pas contre le dernier souffle. Je t'aime maman. Que ta tombe soit légère et éclairée.
J'ai prié pour que tu restes et Dieu m'a exaucé autrement.
Il t'a fait partir lentement mais sans souffrir , pour que nous puissions nous habituer à ton départ. Pendant tes derniers jours, je suis passé te voir .
Je t'ai donné de la soupe, je t'ai posé de l'ambre sur le corps pour qu'il t'apaise, je t'ai apporté tes porte-clés que tu appréciais dont un cœur .

Je t'ai demandé :

- Qu'est ce que c'est maman ? (Les larmes dans la voix)
- C'est ton cœur, m'as-tu répondu.
-Mais non c'est ton cœur maman.
- Alors c'est le nôtre à tous les deux.

Avant-hier, je suis passé te voir, c'était la dernière fois que je te voyais. Je savais que tu partirais mais je ne m'attendais pas à ce que ce soit la dernière fois. Après deux heures à m'occuper de toi, te tenir la main, te masser, et prier sur toi en apposant mes mains, je t'ai dit :

Je vais récupérer le numéro du service pour appeler ce soir.
J'y suis allé, à mon retour tu t'étais endormi et tu avais l'air apaisée, j'ai préféré te laisser dormir , toi qui avais du mal à trouver le sommeil.
Deux jours plus tard, ton âme n'est plus la pendant que la mienne est meurtrie par ton départ, ton absence. J'aurais aimé te dire « je t'aime » une dernière fois, juste une dernière fois. Et te tenir la main pour ton départ en priant à tes côtés pour que :

La ilaha illa Allah raisonne dans ton cœur.

Par la grâce de Dieu, je te l'ai répété plusieurs fois dans les oreilles pendant ces 4 dernières semaines. Je t'ai rappelé de prier, de faire dikhr.

Qu'Allah te donne l'amour que tu aurais dû recevoir sur cette terre.
On imagine pas la souffrance que peut causer la perte de sa mère.
Maman je t'aime.
La chanson du rappeur Pit Baccardie aura désormais tout son sens .
« Si loin de toi, je suis si seul, tu me manques. »
Et toute ma vie je me rappellerais de la chanson que tu me chantais petit, que nous avons chanté ensemble pendant les derniers jours de ton voyage sur Terre.
« Donna donna donna , donna. »
Maman je t'aime . Que ton départ puisse être le début d'un monde meilleur, celui ci n'est plus le même qu'avant.

23 Août 2021

La dure réalité des choses...

Dimanche dernier encore, je pouvais parler avec toi , tu étais dans ton lit d'hôpital et on a pu écouter une chanson du chanteur Kabyle Idir " yemma" .
Je t'ai donné la main tout le long de la chanson..

Depuis jeudi, ta voix est en écho dans ma tête.
Mon cœur s'emballe quand j'ai cette sensation que ton nom va s'afficher sur mon téléphone quand il sonne (Amour maman). Puis mon cœur déchante.

C'est terrible d'être confronté à cette période de souffrance.
Vendredi, avec tes enfants, nous sommes venus , nous, tes 5 enfants, voir ton corps physique car je sais que ton âme est déjà partie rejoindre Notre Créateur et j'aspire, j'espère et je suis convaincu que tu es dans la lumière. Ta bonté t'a menée à une fenêtre qui donne sur le paradis , et cette vision de l'Eden te sera agréable, profitable au point que tu en oublieras le vivant jusqu'au jour de notre retour à tous.
C'est aujourd'hui que ton corps de chair va rejoindre le terre, c'est auprès de Dieu que nous retournerons tous, la poussière retourne à la poussière. Et tu seras toujours un ensemble de poussière d'étoiles qui a veillé sur nous, pris soins de nous et nous a comblé comme tu as pu le faire.
Dernier hommage pour toi maman, et je rends hommage à tous ceux qui ont déjà perdus leur maman et à ceux qui malheureusement, la perdront un jour (profitez en chaque jour, ne serait ce qu'au téléphone) .
Tu vis à travers ceux qui t'ont aimée, tu vis dans chaque battement de mon cœur qui me laisse en vie et tant que ce muscle fera vivre mon armature, alors tu vivras.
Tu entres dans la vie éternelle, tu commences à trouver la paix éternelle et je prie pour qu'un jour nous puissions nous retrouver près du fleuve de miel au pieds d'un arbre béni pour nous enlacer.

Depuis jeudi, les témoignages des uns et des autres, leurs prières, leur amour, leur soutient, nous ramène à la personne que tu étais et même ceux qui ne te connaissaient pas, te voient à travers ce que tu as mis dans nos cœurs.
De l'amour pour la vie, de la compassion pour l'autre, le sens du partage.
Merci maman, merci . Aujourd'hui, je te dis au-revoir, pour un temps mais pas trop. Nous n'aurons plus la même perception du temps .
Ce qui est sûr, c'est que je te rendrais visite régulièrement. 40 ans, je redeviens comme un enfant sans repères.
Je remercie toutes les personnes, une fois de plus pour l'amour que vous partagez volontiers avec nous, vos prières seront des bagages pour ma mère et elles lui sont essentielles.
Les prières sont de l'énergie tellement pures que c'est ce qui est le plus merveilleux pour ma maman mais aussi pour nos cœurs endoloris.
Merci pour vos mots, votre présence, votre amour, votre compassion, à l'image que ce que ma mère donnait au monde.
Vos pensées aujourd'hui seront particulièrement importantes aujourd'hui, lorsque à 15h, le corps

de maman quittera définitivement le royaume de la terre pour la demeure souterraine.
Love
Je t'aime Mamounette.
La douceur de ton regard porté sur moi sera mon plus grand manque (prenez le temps d'observer comment votre maman vous regarde et animez vous de ça).

26 Août 2021

7 jours que tu n'es plus là...
C'était il y 7 jours.
7 longues journées qu'un appel nocturne m'a rappelé que le fil qui sépare la vie de la mort est fin et fragile.
En une semaine , j'ai vu mon monde s'écrouler sous le poids de la tristesse, de la colère, de la culpabilité et puis...

Et puis les prières de vous tous, votre amour, vos pensées, vos témoignages, votre élan de solidarité et de fraternité m'ont permis de remettre un peu d'ordre dans le monde de mes pensées pour m'aider à reconstruire les dégâts de cette nouvelle.

Maman n'est plus depuis une semaine.
J'ai beaucoup pleuré, je suis redevenu un enfant en manque d'un câlin.

Et puis...
La mise en terre est arrivée lundi. Après des galères administratives , alors que le cœur ne sait déjà plus où se diriger sans son principal repère, le jour fatidique de la délivrance finale pour maman est arrivé.

Lundi , 23 e jour du mois d'août 2021, la paix, la sérénité, la quiétude se sont posées sur moi.
Je ne m'attendais pas à vivre ce flot d'émotions entremêlées . Quand le cœur brûlait de peine, mes yeux se réchauffaient par la présence de si belles et douces personnes qui ont accompagné maman jusqu'au seuil de son nouveau royaume.

Le matin, en me recueillant devant le corps de ma mère, à visage découvert, j'ai pu percevoir une lumière sur son visage qui semblait en paix. C'était la dernière fois que je la voyais. Comment accepter ce premier moment de séparation entre celle qui m'a ouvert son contenant lorsque je n'étais qu'âme.

A la Mosquée, c'était tellement fort de ressentir la présence de Notre Créateur, que mon cœur était apaisé de toute souffrance. C'est comme si le temps s'était arrêté et que nous survolions ce monde à en oublier la peine que la disparition de nos chers nous donne.

Et puis, la mise en terre.
Comment accepter de voir le corps de l'être qui a accepté de bouleverser sa vie pour recevoir un enfant, s'enliser dans la terre et ne plus jamais l'entendre .

La présence de Dieu était palpable , toute la journée.

Alors, dans ce dernier hommage pour cette grande dame, ma mère, Madame Guedjali Hélène, je tenais à vous remercier pour votre présence, votre amour, votre respect, votre compassion, vos mots chaleureux, vos accolades, vos prières qui seront les bienvenues aussi longtemps que vous aurez un souvenir de ma mère.

Alors que pendant cette vie, ma mère n'avait personne à qui se confier, personne pour l'aimer hormis sa famille, c'est dans cette fin inéluctable, que tous, lui avez rendu grâce par votre présence.

Merci mille fois et je demande à Dieu de vous rendre au triple cette belle part que vous avez donné.

Merci Mon Dieu, l'Éternel.

Merci chers amis humains.

Adieu maman, on se reverra, mon cœur en est convaincu et ma foi est inébranlable quand à cet état de croyance.

Je t'aime ma maman.

5 Octobre 2021

Cela fait deux nuits que je dors plutot bien
J'ai l'impression que le cycle de 5 jours est passé à 20 jours.
Je peux me sentir bien pendant 20 jours même si le sommeil reste compliqué, puis un nouveau symptôme apparaît.
A chaque jour suffit sa peine dit-on.
Ceci dit, voilà déjà quelques jours que j'ai écouté les conseils d'Hiba, et il est vrai que je sens la différence dans mon corps quand je lui donne de meilleurs aliments et condiments.
Une voiture diesel peut elle rouler en essence ? NON !
J'imagine que le corps fonctionne de la même manière.
J'ai donc mangé beaucoup de fruits et de légumes.

Mon bruxisme s'est légèrement calmé et quand je ne suis pas en état de stress, je n'entends que très légèrement le bruit de fond de mes oreilles.
Mes tensions aux épaules ont aussi diminué.

Lundi 11 Octobre 2021

J'arrive à m'endormir en utilisant un des gouttes de valériane. Ca n'a pas un super goût mais ça se boit quand même.
Je me suis créé une routine du soir.

Je me lève tout de même une fois dans la nuit sans comprendre la raison mais j'en profite pour prier puis je prends en compte un conseil qu'un ami, Diter, m'a donné dernièrement.

« Quand tu te lèves en pleine nuit, c'est peut-être ton corps qui est déshydraté et qui a besoin de boire un peu. Bois un verre d'eau et tente de te recoucher pour voir si cela fait effet sur toi aussi »

J'applique donc règulièrement ce conseil qui semble fonctionner depuis quelque temps.

Cette nuit, j'ai eu la chance, en regardant en pleine nuit par la fenêtre, que le ciel était rempli d'étoiles.

Mercredi 20 ctobre 2021

Crise d'angoisse.
J'essaye depuis quelques temps de comprendre quand, comment, pourquoi, les angoisses montent en puissance.
La journée a été très éprouvante au travail.
Entre les prises de tête avec les adultes, les absences à remplacer, les enfants qui sont de plus en plus porteurs du virus.
J'imagine que cela déclenche en moi une hyper activité cérébrale.
Piste à suivre.
Les docteurs m'ont abandonné.
Je continue d'apprendre de moi même.

J'angoisse donc j'ai chaud.
Mon cœur bat trop vite donc taux de cortisol qui grimpe.
La gorge qui gratte sûrement à cause des reflux gastriques.
Et l'anxiété, peut, une fois de plus, être générée par certains aliments.
Oppression thoracique sûrement causée par le stress.

JE RESPIRE, JE VIS , JE SOURIS, JE VAIS BIEN.

*C'est le changement de chimie du cerveau qui donne ces sentiments de peur et de mort imminente.
C'est le stress post traumatique qui parle, ce sont tes fausses croyances qui t'infligent ça.*

Samedi 6 Novembre 2021

Voilà déjà une semaine que j'ai réussi à dormir sans ne prendre aucune plante.

Lundi 8 Novembre 2021

J'ai parlé trop vite.
Je ne sais pas si c'est à nouveau l'apnée du sommeil qui me réveille en pleine nuit mais j'ai peur, là, tout de suite, de me rendormir.
Finirais-je un jour par mourir en pleine nuit ?

J'ai pris un attarax qui m'a permis de redormir.
Quand mes pensées se taisent, mon sommeil prend place.

16 Novembre 2021

Le covid remonte. Je pourrais dire que je ne devrais pas me fier à ce qu'ils annoncent à la télé (toujours est-il que je ne regarde pas d'ailleurs, mais tout le monde en parle)
C'est surtout que je vis la situation au quotidien au travail.
Entre les enfants qui tombent malades et les protocoles à suivre.
Tout devient vite compliqué à gérer.
Malheureusement, aujourd'hui, c'est Mélissa, une collègue de travail, qui est positive.
Pourtant vaccinée, elle est dans un sale état.
Mon angoisse monte forcément pour la seule et unique raison que j'ai passé du temps avec elle lors du repas, et sans masque.
Nacéra, la cantinière semble malade également.

Tout ce remue ménage, forcément, entraine en moi un changement de chimie et ma nuit en est impactée.

CLEFS POUR ME RASSURER

Je n'ai pas de contrôle sur ce qui arrive.
C'est Dieu qui est au contrôle.
J'ai déjà eu le covid une fois, voir deux.
J'ai encore des anticorps d'après les analyses.
Le variant est moins dangereux.
J'ai essentiellement des symptômes psychologiques.
Les choses ne se répètent jamais deux fois de la même manière.

22 Novembre 2021

Pour le moment, je me porte bien.
Je ne semble pas avoir contracté le covid mais je pense, que je devrais sûrement repasser par la case covid pour rompre mon traumatisme.
Néanmoins, encore un symptôme étrange est venu perturber mon sommeil.
Je ne saurais comment bien l'expliquer mais au moment de l'endormissement, c'est comme si je faisais un malaise vagal.
Ca m'a réveillé d'un coup et j'ai préféré reprendre un attarax pour casser mes pensées.

J'essaye tout de même de voir le positif :

J'ai pu redormir sans ne rien prendre, c'est que mon sommeil fonctionne tout de même bien.
Je reste en vie tant que Dieu le décide.
Lorsque je sens que ma gorge gratte, ce n'est pas forcement signe de covid.
C'est Allah qui a tout créé donc même si le virus a été modifié, c'est Allah qui a tout donné. Et qui de mieux que le Créateur pour nous protéger des créatures ?

29 Novembre 2021

Déjà deux semaines que Mélissa est malade.
C'est au tour de Eliane, notre agent de surface de tomber malade ainsi que Marie-Annick, la gardienne de notre école.
Aujourd'hui, j'ai rêvé qu'un insecte me piquait . Un insecte qui était envoyé par quelqu'un.
Je ne sais pas ce qui signifie ce rêve, mais en règle général, c'est que quelqu'un va me faire un coup pas très agréable.

J'ai eu une séance de CO-ECOUTE avec Nathalie N.
Cette séance était riche en émotion.
La co-écoute, est une théorie entre deux personnes, qui ne se connaissent pas, qui n'ont pas de vie sociale entre elles, mais qui se voient ou s'appellent pour partager un moments quand ils ont besoin de confier.
Un temps est déterminé et ce temps doit être respecté par les deux parties.
Une fois la co-écoute achevée , tout ce qui a été dit ne doit jamais revenir sur le tapis.
Dans cette thérapie, le corps est en mouvement. Il faut aussi se forcer à bailler, à crier, à taper dans un oreiller s'il le faut ou dans le sol.
Cette séance m'a permis à nouveau de redormir sans rien prendre.
La charge mentale s'est surement calmée à travers cet exercice.
Et je saurais comment remercier Nathalie pour cette co-écoute.
Rappelle-toi chaque jour de cette phrase que tu as répété pendant cette séance :

JE SUIS PLUS PUISSANT QUE LE COVID !!!

2 Décembre 2021

Je suis malade.

J'ai tous les symptômes covid mais je ne sens pas la fatigue intense.
Alors, si je cesse de voir avec les lunettes covid, peut-être, est-ce simplement la grippe comme chaque année.
Mais comment ne pas faire de lien entre tous les collègues du travail qui tombent malades et moi.
A ceci près que, seules les personnes vaccinées tombent malades autour de moi.
C'est fou !!

J'ai tenté de trouver un centre de santé mais il m'a été très difficile d'être accepté comme nouveau patient.
J'ai du prendre un rendez-vous pour dans 3 jours.
En attendant, je suis passé par l'application MEDADOM
Le docteur a pu me prescrire un arrêt de 3 jours en attendant de voir le médecin au centre de santé du Raincy.

Fièvre, maux de tête, courbatures, toux, poumons en feu.

Je n'arrive pas à dormir.
Mon cœur bat vite, je ne sais pas à quoi m'attendre.
J'ai peur de mourir.

J'ai peur mais je dois patienter.
Allah est Doux. Allah est au contrôle.

Je tente de regarder la situation avec un autre point de vue.

Farès, tu as eu le covid il y a deux ans. Depuis, tu as peur parce que tu vois le covid comme un monstre alors qu'en grande partie, tout le monde se relève assez vite. La preuve, regarde tous tes collègues. Regarde tes frères et sœurs qui l'ont tous eu et par la grâce de Dieu , ils vont tous bien.
Regarde Azize, Jessica, Magali… Tous l'ont eu...

Rassure-toi, si tu l'as, ça ira.
Tu as vécu cette maladie à un moment où l'on ne connaissait absolument rien .
Tout a été très mal pris en charge et c'est tombé sur toi malheureusement.
Désormais, regarde aujourd'hui. Focalise-toi essentiellement sur MAINTENANT
Et là, tout de suite, hormis ces symptômes récurrents tous les ans, TU VAS BIEN !!!

8 Décembre 2021

J'ai tout de même effectué un Test PCR qui s'est avéré négatif.
La fièvre a baissé.
Les courbatures et les maux de tête se sont arrêtés.
La toux s'est estompée.
La nausée est également partie une fois que j'ai pris l'air.
11.8 de tension
70 battements par minutes
99 pour cent d'oxygène

TOUT EST RENTRE DANS L'ORDRE PAR LA GRACE DE DIEU.

14 Décembre 2021

Encore des crises d'angoisses qui m'ont empoisonné l'esprit depuis quelque jours.
Je n'arrive toujours pas à définir ce qui se passe mais je ne compte pas abandonner jusqu'à comprendre.

Chapitre 4

A EXUTOIRE (Ecriture de poésie)

« Quand le corps ne peut plus danser, les mots le peuvent.
J'ai repris l'écriture pour faire danser les mots sur des feuilles de papier. »

Traversée du désert (partie 1)

... Jusqu'au prochain oasis...

A monture dorée,
Entre deux montagnes gorgées d'eau.
Aux aurores argentées,
J'avance dans le désert du Très Haut.

Je m'aventure vers l'inconnu,
Dans l'horizon qui se dévoile.
A mesure des pas , je suis a nu,
A l'oraison, aux êtres, aux étoiles.

Des milliards de grains,
Sur des centaines de dunes.
Sous le ciel bleu, petit matin,
En silence s'endort la lune.

Traversée du désert ,
A la conquête du monde.
De la vie, de l'amour, des mystères,
En quête d'envol, telle la colombe.

Et je me perds d'aimer,
À trouver ta lumière.
Toi, Mon Père Céleste, l'Être Aimé,
Éclaire moi dans cette marche du désert.

Je descends de ma monture,
Pour effleurer les grains.
De ma plante, aux sables, j'endure,
Mais je lutte pour Le Divin.

Du haut des collines d'or,
J'observe L'immense création.
Le ciel, la faune, la flore,
L'amour, la mort, nos missions.

Et je dévale la vallée,
Le visage , de rires aux éclats.
Je crie Tes louanges adorées,
Et perçois l'écho de ma voix.

La gorge séchée, Votre Eminence,
Sur l'étendue terre aride .
Je cherche l'oasis dans le silence,
Pour m'octroyer la force de David.

Au loin, le bleu de l'eau se dessine,
Sur la peinture du Sahara.
La vie de Salomon me fascine,
Moment de silence...
SoubhanAllah.

Moment de solitude, de mansuétude,
Mes yeux se ferment pour écouter.
Mon cœur qui bat de gratitude,
Merci Seigneur, pour ces beautés.

J'entends le vent,
Le chant des dunes qui me ronronnement.
Cette belle histoire d'antan,
D'une femme Nubienne et sa couronne.

Traversée du désert (partie 2)
(... Vers la reine de Sabah)

Inspiré par ce feu en mon être,
J'entrevois le passé.
Aspiré en arrière à des kilomètres,
Devant le palais, je suis présenté.

Dépassé par ce Mirage,
De ce désert d'autrefois.
Coupé de souffle, pris en otage,
Je sens le verre sous mes pas.

Palais de glace, de cristal,
Contrasté par les plaines ambrées.
En plein cœur de la capitale,
De ce lieu antique, je suis subjugué.

Sur les murs ornent,
Saphirs, émeraudes et rubis.
Transparence, pureté et formes,
Bleu, vert, rouge , pierres d'infinies.

Et la voilà , la reine,
La prêtresse couverte de soie.
Du haut des escaliers de poèmes,
Allégeance à la reine de Sabah.

D'un doux baiser, je survole sa main,
Puis je recule par respect.
Elle s'égraine, s'évapore de mon chemin,
Soudain, l'oasis réapparaît.

J'ouvre mes yeux qui prennent,
La couleur de l'océan.
Le reflet des cieux s'imprègnent,
Sur mes rétines bleu cyan.

Retour au présent,
Dans cette perception parfaite.
Je remercie Dieu me prosternant,
Sur le sable je pose ma tête.

Front au sol, mon 3e oeil s'éveille,
Je me recharge en énergie solaire .
Frappé sur le sable , je veille,
Aux paysages qui m'ensorcèlent.

Je tourne mon visage ,
Vers ma nouvelle contrée.
Je voyagerai au gré du temps,
Vers la fraîcheur de la forêt.

La brise soulève les traces,
Dessinées sur mon parcours.
Une bise pleine de grâce,
Me ramène avec amour.

Adieu, oasis et dunes,
J'enlève la tunique de bédouin.
Mon âme oratrice de fortune,
Se soulève vers demain.

Magnificence

Minuit, heure occulte,
Une voix résonne dans le silence.
J'entends dans l'air, tel un prélude,
La voie de la magnificence.

"Porte sur toi les 4 pierres,
Ainsi, tu pourras voyager.
Ouvre ton âme, sous les paupières,
Et crie mon nom pour t'évader
... Arkana...

Le silence rompu,
La voix d'ailleurs s'éclipse dans l'air,
Un battement d'aile, elle disparu,
Glaçant mon sang dans l'atmosphère.

Miracle ou mirage,
Dans mes songes, les pierres apparurent.
Transposée sur mon visage,
Vers les éléments je m'aventure.

Pierre d'envole, de l'air et du vent.
Améthyste. Je crie ton nom.
...Arkana...

Soudain, la pierre se met à briller,
Je sens mes jambes se détacher du sol.
La pièce se colore de violet,

Léger comme une plume, je décolle.

La pierre agit,
L'attraction terrestre n'a plus d'effet.
De bien-être, je suis envahit,
De tous mes sens, aux aguets.

Je mets de la conscience,
Vers le ciel, je suis emporté.
En totale confiance,

Je me laisse porté, guidé.

Oh toi, ange de l'air,
Montre moi le monde comme le voit l'oiseau.
Ange de sillon de lumière,
Je vole à bord de mon corps , mon vaisseau.

Alors,
J'admire la terre du haut des cieux.
Du bleu, du vert, des plaines d'or,
En cet instant, ce temps précieux,
Est à mes yeux, un doux Trésor.

Océans de cyanite,
Montagnes d'émeraudes, de chrysoprases.
Rivières d'Aigues-Marines,
Plateaux de péridot, de turquoises.

Sur un nuage , je me pose,
Pour changer de pierre, de cristal.
Avec le feu,
J'entre en osmose,
Je suis projeté par le mistral. Magnificence.

Pierre de feu, de chaleur et de sang.
Grenat. Je crie ton nom.
...Arkana...

Alors, un tourbillon de flammes,
M'entoure de toutes parts.
Je ressens le vague à l'âme,
Qui de mon être s'accapare.

Visions de pays en feu,
Guerres des hommes qui m'horrifient.
Ou amour que nous porte Dieu,
Quand à ses terres qu'Il nous offrit.

Le grenat s'allume,
Effaçant les maux de mes pensées.
La terre peinte de jaune et rouge,
M''attire vers les sentiers.

Les chemins du feu,
Sont les routes de lumières.
Le commencement de la vie, "sois" de Dieu,
" Que les plantes naissent de la terre "

Oh ange du feu,
Je m'émerveille,
Par la combustion du soleil,
Par la chaleur qu'il nous envoie,
Par le bonheur qu'il nous octroie

Oh, merveilles,
Le cœur sublimé.
L'étoile céleste couleur vermeille,
Dessine des jours illuminés.
Je suis dehors, sous la voûte du ciel.

Volcans d'opales,
Vercors de quartz de cristal.
Lave de topazes impériales,
Reliefs de spinelles , de dioptases.

Le tourbillon de flammes s'éteint,
Par l'eau qui le consume.
Une bulle d'eau m'étreint,
Aux couleurs de la lune.

Je suis projeté à la surface de l'océan. Magnificence.

Maître,

Regarde moi,
Pose un oeil sur mon être.
Dépose l'amour où il se doit,
Sur mon cœur , il veut naître.

Regarde moi,
Et constate ce que je suis .
Une infime partie de toi,
Un morceau de l'infini.

Oh Grand Roi,
Je suis issu de ton désir,
Né du verbe conjugué :" Sois"
Aussitôt, je fût en vie pour te ravir.

Je te regarde toi,
Tu sembles si loin à mes yeux.
Pourtant, tes qualités, ma foi,
Sont ancrés dans mes cieux.

J'observe en moi,
Le firmament sur les parois de mon âme.
Il me suffit de voir l'au-delà,
dans un fragment de l'islam.

Oh Maître d'ici,
Du passé et d'ailleurs.
Les poussières d'étoiles sont à l'abri
Sur les pétales de tes fleurs.

Seigneur, laisse moi Te contempler,
Tes créations ravivent mes souvenirs.
Je laisse le temps s'écouler ,
Emporté par le Zéphyr.

L'âme à l'est

Parce que je t'aime,
Tu m'as gardé.
Parce que je t'aime,
J'ai enduré.

Parce que rester,
M'était essentiel.
Me purifier,
Existentiel.

Je t'appelle ...
Je t'appelle dans mon cœur.

J'apprends la patience,
Par tes épreuves.
Je prends conscience,
Que la confiance,
N'a pas d'accès sur tous les fleuves.

J'ai peur,
Terriblement peur,
Mais ton amour est ma quiétude.

A l'heure des mots,
A l'heure des jours,
Sur mon tapis, béatitude.

Je te loue...
Je te voue tout mon amour.

J'ouvre les mains,
Les paumes au ciel.
Je prie que demain,
Ne soit plus pareil.

Et quand mon cœur s'emballe,
Quand la panique prend le dessus,
Quand le sentiment de mort s'installe,
Quand ma faiblesse se met à nue.

Je te rejoins....
Je te rejoins dans mon cœur.

L'âme à l'est, soleil dormant.
L'index levé, j'atteste,
« *Que Seul Allah est Digne de Louanges.* »

Aujourd'hui se manifeste,
À ma vie une douce danse .
Celle du Phœnix, du monde céleste,
Je sors des ténèbres, du néant.

Gloire à Toi, Dieu des mondes,
Parce que tu veux me libérer.
Des tourments de loutre-tombe,
Et d'amour, m'imprégner.

L'âme à l'est, soleil levant.
Un jour naîtra, la lueur de l'ouest,
On entendra le dernier chant.

L'âme à l'est, je t'appelle,
L'âme à l'est je te loue.
Je te rejoins sur le tapis de la Renaissance.

L'arbre au fond des prés.

12e jour du 3e mois.

Admirez comme ses racines,
Sont ancrées en terre.
Je lève les mains au ciel, amine,
Genoux au sol, je vois ma mère.

Se frayant un chemin ,
Pour que l'avenir soit en sûreté.
Elle dessine pour demain,
Le destin de sa postérité.

Au commencement, elle est le verbe,
A l'origine de l'édifice.
A l'avènement, sur cette plaine,
Elle donne sa vie en sacrifice.

Elle est amour, elle est poème,
Pleine de douceur, pour sa lignée.
Elle est la source, jolie Hélène,
Lueur à la maternité...

Et le voilà s'élever,
Cet arbre au fond des prés.
Robuste et bienveillant,
Au 9e jour du 5e mois,
Plein de fierté.

Gentil et rassurant,
Il s'élance haut dans le ciel.
Fraternité de 5 enfants,
Une graine plantée de l'Éternel.

Un tronc solide qui s'assure,
De porter de puissantes branches.
Que l'on perçoit au ciel azur,
Sous le dôme bleuté, de tâches blanches.

Un être merveilleux,
Doté d'une agréable fraîcheur,
Nordine, frère majestueux,
L'esprit plutôt rêveur...

Et de ce tronc, paré d'écorces,
D'une armature de protection.
Il se bat de toute ses forces,
Pour protéger toute sa faction.

Il fait barrage, il coupe le vent,
Il lutte, en nage, au gré du temps.
De son manteau comme habillage,
Il cache la sève, la vie, le sang.

Au 6e jour, du 5e mois,
Il accepta.
D'être le 2e de la famille
Et pour toujours, il bravera,
Mauvais temps et intempéries.

Bouclier du temps des rois,
Son armure de bois est imposante.
Aujourd'hui, demain, Salah,
Sa place est importante...

Quand le jour se lève,
La silhouette de ses branches.
Est comme la terre dans sa genèse,
En mouvement, toujours changeante.

Petites branchettes, petites brindilles,
C'est dans ses bras que les feuilles naissent.
Quand les lucioles, sur elles scintillent,
Au pieds de l'arbre, germent les promesses.

Au 7e jour, du 7e mois,
Ses bras s'étirent vers la coupole.
Comme pour agripper une étoile,
Et l'offrir aux Rossignols.

C'est vers ses bras que le sang passe,
Que les vers chantent dans la prairie.
Elle, sœur Hannissa, au cœur coriace,
Mais généreuse dans la fratrie...

Toujours au sol en contemplant,
Je vois cet arbre changer de ton.
Au gré des mois, au grès du temps,
Les couleurs dansent sur les saisons.

Au 13e jour du 1er mois,
Les feuilles surviennent très timidement.
Comme cette femme qui sous son voile,
Habite une âme de pieuse enfant.

La sagesse l'a définit,
Et sa beauté vient de l'Eden.
De sa tendresse elle nous apprit,
Qu'au paradis, mère est diadème.

Elle porte le nom de cette femme,
Qui mit au monde le divin enfant.
Quand de mon cœur, je dis Myriam,
Je prie pour nous, Le Tout Puissant.

Et de cet arbre poussent des fruits,
Qui pour la bouche sont des délices.
Comme cette âme, du 1er jour du 5e mois
Et qu'à jamais, Dieu la bénisse.

Ce fruit donne du plaisir,
Un peu d'amour, de la bonne humeur.
Cette pomme que l'on désire,
Garder toujours comme son âme sœur.

Quand le printemps montre sa face,
Et que l'hiver perd son pouvoir.
L'arbre sur sa surface,
Ne cesse de nous émouvoir .

La pomme à ses dépends,
Ne cesse de tomber de l'arbre.
Verte , rouge , de sang,
Mais à nouveau elle renaîtra

L'arbre au fond des prés,
Est l'arbre dont je proviens.
Au sein duquel je naquis,
Moi le fruit de mes gardiens.

Quand la racine me tient debout,
Que le tronc me donne puissance,
Que les écorces protègent de tout,
Que les branchages me donnent la chance.

De vivre permis les feuilles,
Qui virevoltent et s'amusent.
Quand la brise les accueille,
Et les Inspire comme une muse.

Je suis le fruit, je suis la pomme,
Je suis au cœur même de la vie.
Je suis moi-même, je suis noyaux,
Je suis l'arbre et le fruit.

Éternité.

Dans le désert aride que fut mon cœur ,
Par ta présence , la pluie apparue.
Alors des arbres jaillirent de ces terres de malheurs ,
Et le vert sur le doré, prit le dessus.

Je pensais rêver , mais ta présence me rendait lucide ,
Quand la pénombre disparaissait ,
Je compris alors que les aurores ,
Des lors n'étaient plus acides.

Souffle coupé par un vent d'amour,
Inconditionnel fut le trait d'union.
Qui donna des ailes au papillon,
Lorsque la chenille sorti de son cocon.

Dans mes bras , elle ne tombait plus ta rosée de larmes ,
Car comme un père je berçai ton cœur.
Et pour toi , je baissais les armes ,
J'aurai pu mourir de tes pleures .

Quand l'amour déchire les cœurs par l'absence,
Je ne distingue plus l'éternité.
Quand le mensonge Arrache les fleurs
Par vengeance ,
Je sens mon cœur se déchiqueter.

De la présence de ta lumière ,
De ton aura qui attirait les foules.
Comme ce jour où la pie de chimère ,
Battit des ailes devant ta bouille.

Éternité,
Où es tu éternité ?
Tu manques à mon désert,
A la forêt de mon âme retournée dans l'oublie.
Quand les dunes sont désormais cimetière,
que le vert de ton éther, est recouvert de gris.

Éternité,
Où vas tu éternité ?
Tu voleras loin de ton nid,
Tu t'envoleras dans l'inconnu.
Tu tomberas sans ma main pour te relever
J'ai mal rien que d'y penser. Je suis perdu .

Que deviendrais je à tes yeux?
Après 6 ans de rires enfantins.
Une simple goutte de pluie.?
Un brin d'herbe d'une fade prairie?
Qui autoriserais je à nouveau, à m'appeler parrain.

Éternité , tu me manques éternité.
On t'arrache à ma vie par cupidité.
Éternité, à toujours et à jamais dans mon immensité.
Dans l'étendue de mon cœur qui s'est asséché.

Rappelles toi toujours de ces trois mots ,
Beau , intelligent et important.
Quand un jour , de l'enfant tu deviendras parent,
Rappelles toi de ce parrain ,
Qui il y a fort longtemps,
T'aimais inconditionnellement.

B CAMILLE (Clefs Terre à Terre)

* Il faut vraiment que tu arrives à te trouver un livre suffisamment bien pour avoir envie de le lire, et suffisamment chiant pour pouvoir t'endormir dessus facilement.

* Tu ne mets pas ta pensée au bon endroit.
Tu surfocalises sur des problèmes que tu pourrais nul doute, maîtriser.

* Ne sois pas résigné, accroche toi à ce que tu connais, ce à quoi tu crois, ce à quoi tu es formé, pour maîtriser le bordel au maximum.

*As tu essayer d'évaluer la part d'autosuggestion dans le processus ? ou tu penses que c'est complètement hors de contrôle ?

* Tu ne penses pas qu'une partie de toi peut être amenée à provoquer ces crises en les ressassant ? ou tu n'as vraiment plus contrôle ?

* Le sport, c'est top pour le lâcher prise et le dépassement de soi.

* Tu es toujours en tension , c'est épuisant pour toi, Mets ton chat sur les genoux, il parait qu'ils ont la faculté de calmer les angoisses.

* Sors de ta routine , casse la et sors voir des potes parce que tes journées sont complètement tournées vers tes nuits.

*Si tu n'arrives pas à dormir, c'est peut-être parce qu'il n'est que 21h24

*Cette sensation de sursaut ou de chute ressentie par la plupart des gens est un phénomène appelé MYOCLONIE d'endormissement.. Le cerveau peut en effet réagir a cet engourdissement physique en envoyant un signal aux muscles de s'activer d'ou cette sensation étrange de soubresaut.

* Au pire du pire, tu le choppes et ce sera pas grave en fait.

* Fais un truc improbable que tu ne ferais jamais ! Un gâteau par exemple.

* Tu es focus sur le Covid parce que tu ne fais rien d'autre que travail maison. Tu rentres tôt sans avoir du coupure. Casse réellement cette routine que tu as donné à ton cerveau.

* Arrête de penser à ta prochaine nuit parce que c'est tout à fait ça qui va t'empêcher de dormir. Si tu ne dors pas la nuit prochaine, ce sera la suivante . C'est pas grave en fait.

* C'est normal d'avoir des frissons quand on est malade, il n'y a rien d'anormal.

* Vois ça comme une épreuve qui va te prouver que tu peux survivre et que tu vas survivre. Mets un pas sur le côté comme si tu déplaçais la caméra, et vois ç avec du recul. Il ne t'arrive rien de grave. Tu dois juste prendre du recul, de la hauteur.

* Indirectement, c'est toi qui recréé soigneusement toute les conditions pour être comme ça ce soir.

* Si tu restes allongé toute la journée, c'est normal que tu ne dormes plus le soir.

* Arrête de te charger émotionnellement, tu prends trop de trucs sur toi , Tu vas craquer.

* Converti le temps que tu passes à prévoir le pire dans des choses agréables !
J'imagine que tu veux sans doute maîtriser les choses en stressant mais ce n'est pas du tout la bonne méthode. Tu penses qu'en agissant ainsi, c'est comme si tu conjurais le sort.

* La co-écoute, c'est bien pour décharger ton cerveau, en verbalisant ça démystifie tes grandes peurs mais tu dois surtout songer à soigner le fond.

* La différence avec toi, c'est que moi, ça ne me stress pas de ne pas dormir.

* Lève-toi et danse. Change toi les idées

* Si ça peut te rassurer, la mal bouffe et la tachycardie, ça a un vrai lien.

* Tu te couches trop tôt. Tu t'endors pas parce que tu n'es pas fatigué, parce que ce n'est pas l'heure pour ton corps, tu t'énerves, tu stresses, et tu dors pas. Un changement de stratégie serait opportun.

* Tu sais que c'est toi contrôle ton esprit hein. Tu n'es pas possédé jusqu'à preuve du contraire.

* Ce n'est pas sain de rester enfermé, Ni pour ta tête , ni pour ton corps. Tu dois chaque jour, prendre la peine de sortir prendre l'air et surtout de bien aérer ta maison. Je te rappelle quand même que tu n'es pas une tortue, tu n'as pas besoin d'hiberner.

* Faut vraiment que tu te déconnectes totalement de la télévision.
La télé, ça met ton cerveau en alerte comme si tu étais attaqué par un guépard.

* Ton état je le connais par cœur. Tu as complètement engourdi ton cerveau et donc le reste de ton corps. Ca n'a rien de naturel de rester allongé devant la télé pendant une semaine. Tu penses

te faire du bien alors que tu fais l'inverse. Ce n'est pas pour rien qu'en prison, on fait faire des tours de cour aux prisonniers ou qu'à l'école, il y'a un temps de récréation.

* Si tu as froid, l'être humain a conçu un truc génial, Le pull .

* Arrête de te chercher des symptômes et d'écouter trop ton corps.

* C'est toi qui a décidé d'être tétanisé parce que en vrai, d'après ce que tu me dis, il ne t'arrive rien. C'est l'hiver, tu es malade comme tout le monde.

* Tu sais bien que le corps peut faire tout ce que tu veux.

* Les vertiges sont dues au manque d'oxygénation, au stress, au manque de sport, à la mauvaise alimentation et au sommeil. T'es pas en forme , c'est tout. Je suis convaincue qu'en ayant une meilleure hygiène de vie, en occupant ton cerveau avec des activités positives, tout va rentrer dans l'ordre.

* Des trucs qui bougent quand tu fermes les yeux, c'est normal. Parce que les images sont imprimées sur ta rétine. Mais si tu cherches à avoir quelque chose dans ton cerveau, à coup sur, il va te le donner.
C'est comme quand tu te frottes les yeux et qu'après tu vois des trucs. Là par exemple, je viens de frotter mes yeux, je vois des hérissons. Bon , rien d'inquiétant, j'ai cherché à voir quelque chose.

* N'oublie pas que tu as eu le Covid au tout début. Personne ne savait rien. Maintenant , tout est bien géré.

* Tu as quand même conscience que si ton estomac ne fonctionnait plus, tu ne serais pas en train de te balader autour d'un lac. Tu as rien de grave, c'est sur. Par contre, je ne prends pas la carte vitale

* Avec tout ce que tu vis depuis deux ans, tu peux fier de ton parcours, de toi, d'être resté gentil avec tout le monde, et malgré tes problèmes, tu restes positif pour les autres.

.

* Le jus, c'est bourré de sucre et après tu en redemandes et c'est pourquoi tu te retrouves avoir t'acheter une galette.

* Le travail , ça te permet au moins de mettre ton esprit dans autre chose que ta santé.

* Ce n'est pas parce que tu n'as pas connu un truc, que c'est forcément grave. Tu vieillis petit père.

* Tu vois bien que depuis que l'on se connaît, toute les fois où tu es tombé malade, tu t'en es très bien remis

*Sois patient et bienveillant envers toi. Là, tu es malade chaque week-end et la semaine ça va mieux. Bientôt tu seras malade qu'un week-end sur deux et puis de moins en moins. Tranquillise toi.

* Ne commence pas à angoisser d'être angoissé.
Si t'es constipé, tu prends des pruneaux et puis basta.

* C'est hyper normal comme réaction. Quand tu réfléchis à ta respiration, tu ne sais plus comment faire parce que tu conscientises le mécanisme et tu forces ton cerveau à réfléchir à un truc qu'il fait normalement automatiquement. Prends un sac en papier et respire dedans dès que ça t'arrive. Et si tu n'as pas de sac, entre tes mains. En faisant un geste bizarre comme respirer dans un sac, ça va couper ton cerveau de cette pensée. C'est génial, avec toi, j'ai l'impression d'être Docteur House.

* Faut vraiment que tu te trouves de nouveaux rituels du soir pour casser cette habitude que tu as de te chercher des symptômes.
Tu as trop l'habitude de rentrer chez toi et de scanner ton corps

* Arrête de poser des diagnostiques sur toi même . Tu imagines des trucs qui ne sont pas toujours justes.. Il ne t'arrivera rien de grave. Le corps est suffisamment bien foutu pour savoir quoi faire .

* Mets des podcast, quand ton cerveau en aura marre, il décrochera et tu t'endormiras.

* On est d'accord qu'il ne t'est rien arrivé malgré ce que tu imaginais.
Tu as donc une expérience supplémentaire qui te montre que même si tu crois connaître les symptômes de trucs qui te sont déjà arrivés il y a longtemps, ou qui sont arrivés à tes proches, c'est simplement ton corps ou ton esprit qui te jouent des tours pour alimenter le stress de ton cerveau. Au final, ton instinct, concernant ta santé n'est pas si affûté.

* C'est bien ton imaginaire qui te créé ça. C'est comme quand tu écoutes une musique triste et que tu laisses la tristesse monter en toi. Tu sais que tu n'es pas vraiment triste, n'empêche que tu en as tous les symptômes.

* Tu ne peux pas faire confiance à ton cerveau quand la nuit tombe.

* Tu ne dors pas parce que ton cerveau est en état d'alerte, un peu comme les enfants maltraités à la sieste. Enfin, j'aurai pu choisir un autre exemple.

* Tu es quand même le seul à faire de l'apnée du sommeil sans dormir. T'es fort toi.

* L'art a une mission cathartique. Ca veut dire qu'elle permet à l'esprit de se libérer de ses émotions.

* Tu ne vas pas aller mieux d'un coup, c'est certain. Par contre, tu vas acquérir de l'expérience, et voir les fois où tu peux te rassurer rapidement. Tu pourras classer les angoisses en fonction de ce que tu auras déjà connu.

* Ne va pas te coucher si tu n'es pas fatigué, c'est contre productif. Il faut que tu réfléchisses autrement. Il n'est pas préférable de t'éviter une grosse source de stress en dormant moins mais au moins en dormant un peu.

* Arrête de chercher des causes. Arrête de faire des liens.

Tableau de bord 5

24 Décembre 2021

Petit, je fêtais Noël.
J'ai le souvenir, à l'âge de 3-4 ans, que j'avais compris que le père noël n'existait pas lorsqu'en pleine nuit , je voyais mes parents mettre des cadeaux sous le sapin.
Adieu le père noël . Mais welcome, ces moments où avec ma mère, nous prenions le temps de décorer le sapin. Il n'y a jamais eu de dimension religieuse dans ce moment festif.
C'était la coutume pour des millions de personnes et nous étions de ceux la.
C'était tellement magique cet instant coupé du monde à habiller le sapin de guirlandes, de boules et de fausse neige. Et la petite étoile que l'on mettait (quand on y arrivait) tout en haut du sapin.

Tous les noëls, c'était toast beurre crevette, beurre saumon ou tarama.
Puis des avocats , mayonnaise faite maison que je voyais maman préparer à l'avance avec plein de crevettes également.
Malgré la pauvreté de mon enfance, maman avait toujours réussi à faire en sorte que nous soyons repus pendant les fêtes.
Puis gigot pomme de terre et on terminait forcément par cette fameuse bûche.
Les années ont passé, j'ai rejoins les rangs de Notre Créateur, mais plus pour l'amour de cet instant magique que notre mère créait pour nous, nous avons perpétué cet instant chaque année.

Jusqu'à notre âge adulte puis quand mes frères et sœurs ont eu des enfants.
Mais rien ne changeait au fil des années sinon le nombre de personnes et donc de souvenirs et d'amour.
Je ne pensais pas vivre mon dernier " Noël" avec maman en Décembre 2020.
Et, hormis le fait que nous ne mettions plus le sapin car c'est chez ma sœur, que nous organisions les " noëls" depuis quelque années, il y avait toujours ces mêmes toast, ce même gigot et la présence de ma mère, son amour, son sourire mais aussi ses sourcils qui se fronçaient pour nous faire comprendre qu'il était temps pour elle de rentrer.

Aujourd'hui, en souvenir de ma mère, nous nous sommes réunis. Nous n'étions que 7 dont ma tante (la sœur de ma mère) qui fêtait "Noël" avec nous . Et comme c'était bon sa présence , elle me rappelle tellement maman que j'ai fait un transfert aujourd'hui tout en sachant bien évidemment que maman était tout de même avec nous par sa lumière.

Entre deux crises d'angoisses, j'ai toujours quelques moments de lucidité

29 Décembre 2021

Il y a quelques années de ça, j'allais rejoindre un pote pour fêter son anniversaire au jardin des Tuileries. Je voyais sur la belle pelouse verdoyante le groupe d'invités et j'avançais à leur rencontre. J'arrive sourire au lèvre , un peu timide mais je dépasse cette émotion.
Je m'assois Sagement, je prends le temps de faire connaissance rapidement avec les convives quand une femme, radieuse , belle et extrêmement souriante me dit :

" -Je te voyais arriver au loin, et la première chose que j'ai vu , c'est ta lumière .
Tu as une lumière extrêmement rayonnante que l'on voit de loin lorsque l'on sait voir.
Fais attention, car dans ce monde il y plusieurs types de personnes dont deux dont tu dois particulièrement te méfier. "

J'écoute, très attentivement, ayant déjà connaissance de ce qui va m'être dit, mais j'avais sûrement besoin d'écouter ces mots, à ce moment...
Mais l'avenir me montrera que malheureusement, on oublie vite les réalités par gentillesse et naïveté.

" -Tu dois te méfier de ces deux types de personnes :

- Celle qui n'aime pas ta lumière parce qu'elle l'aveugle et fera tout pour l'éteindre.
- Celle qui raffole de ta lumière et qui fera tout pour l'absorber . "

Je comprenais bien le sens de ces mots mais ... Je ne l'ai pas écouté, je ne me suis pas écouté.

Quelque mois plus tard, je fis deux rêves :

L'un, où des insectes grouillaient. L'un d'eux me piquait fort mais je n'ai pas pu voir lequel si ce n'est la queue d'un scorpion qui retournait dans le sac. J'en conclus donc que c'était le scorpion qui m'avait piqué.
A cette même période, j'aidais une personne que l'on m'avait présenté à sortir de son calvaire, et je lui donnais du temps , beaucoup de mon temps , de mon argent, de mes conseils .
Une fois sorti de sa détresse. Il me piqua fort tel le scorpion qui m'avait piqué dans mon rêve.
Trahison, mensonge, profit. A ce moment là, j'ai fait face à ce type de personne qui voulait vampiriser ma lumière, l'absorber dans sa totalité.

Plus tard, voir, parallèlement à cette histoire, , j'ai aidé une autre personne.
Tout comme la première personne, mon instinct sentait une gêne , son énergie n'entrait pas en écho avec la mienne.
Lorsque les auras se rejettent, ça se ressent. Mais on n'y prête pas toujours de l'importance.
Le deuxième rêve était une abeille qui me piquait.

J'ai aidé cette personne plus que quiconque.
Je l'ai sorti pour ainsi dire du caniveau. Que Dieu m'en soit témoin et me pardonne de l'écrire.
Je l'ai aidé sur tous les plans. Tous. Je ne vais pas les compter. Mais j'ai donné de mon temps, et j'y ai attaché une partie de mon âme.
Encore une fois, le rêve m'avait prévenue. J'allais être piqué . Et aujourd'hui je suis piqué fort.
Cette personne tente de me détruire , elle est ce deuxième type de personne qui n'est pas non seulement jalouse de ma lumière, elle veut tout bonnement l' éteindre.

Moralité de l'histoire.

Écoutez vous, écoutez votre instinct, préservez vous . Et lorsque vous rencontrer une belle âme sur votre chemin qui vous parle, écoutez la , attentivement. Laissez les mots s'imprégner en vous jusqu'à ce qu'ils soient vous pour raisonner au moment venu.

Pour le moment, ma Lumière s'en ai allé. Je ne sais pas si elle éteinte ou si elle est absorbée.
Je ne sais pas si je la retrouverais, je patiente .
Mais, la vie m'a appris , que l'être humain, quoi qu'il ne faut pas généraliser, peut très vite te faire du mal par jalousie, par cupidité, et par je ne sais quelle chose lui passe par la tête.

Que Dieu apporte la lumière sur les ténèbres.

01 Janvier 2022

Si tu veux aller à la rencontre de Dieu, va à ta rencontre.
Part de ton cœur, chemine .
Va à la rencontre de ton cœur et une fois que tu t'es trouvé , tu y trouveras ton Dieu, dans Sa magnificence.
Dieu ne dit il pas qu'Il est aussi proche de nous que notre veine jugulaire !

Depuis des années , je cherche Dieu et c'est souvent dans un moment de méditation, de calme , de plénitude et de sérénité que je Le trouve.
Parfois même sur mon tapis lorsque l'épreuve m'atteint et que je n'ai plus la force d'agir.

Les années 2020-2021 ont été tumultueuse pour moi et j'ai conscience que c'est très loin d'être fini. Encore hier, une angoisse m'a serré le cœur.

Mars covid, hospitalisation, peur de partir sans être prêt pour le grand voyage.
De retour à la maison par la grâce de Dieu, j'ai été envahi par tant d'angoisses , des peurs parfois irrationnelles , des symptômes incompréhensibles.
Et la finalité, c'est que j'étais en train de cheminer (je chemine toujours) mais je pense, si Dieu le permet ,avoir compris où je dois me situer et continuer d'avancer sur cette route.
Et que cette route me sois bienveillante et douce à vivre.
Et que cette route puisse vous être présentée sans forcément passer par une lourde épreuve.
Mais parfois, il faut endurer pour obtenir les belles choses de ce monde. Et se connecter à Dieu n'est elle pas la plus belle chose qui soit.

Un après Covid est entré et j'appréhende .
Nous sommes nombreux à appréhender ce que cet Après Covid pourrait nous amener.
2022 repart avec de très nombreuses âmes qui nous ont connecté avec la réalité.
Celle de notre fragilité, celle d'un ego qui doit disparaître et laisser place à l'amour , à la fraternité, à la paix et à l'entraide.

Je suis chanceux, je suis aimé de Dieu , et si Dieu m'aime , comment ne pourrais je pas m'aimer ?
Et si Dieu vous aime, comment ne pourriez pas non plus vous apporter de l'amour.
Et comme nous sommes tous créatures du même Créateur, apprenons par le biais de notre cœur, à nous aimer tous en Dieu.
Que cette année nous offre la clairvoyance de faire les bons choix , que cette année soit l'année de l'amour , que cette année soit l'année de la purification, du retour de la lumière Divine dans nos cœurs.
Pardonnez vous, pardonnez les ...
Oubliez, effacez les compteurs ...
Aimez ...
Écrivez, chantez, dansez ,vivez mais surtout

Aimez...
Et priez... Priez... Et invoquez et évoquez Dieu dans votre cœur, avec ou sans la langue mais vivez à l'unisson avec Dieu.

J'ai souvent vécu les jours de transition entre deux années en prière.

Ne soyez pas déprimés quand au fait de ne pas pouvoir fêter la vie ce soir.
Fermez les yeux, et pensez à ceux que vous aimez.
Vos pensées, vos intentions seront bien plus agréables et profitables pour vos proches.
Mais dites leur, aussi avec vos mots, dites leur qu'ils vous manquent et que vous les aimez.
C'est bon de se sentir aimé, c'est bon de savoir aussi que des êtres prient pour nous.
Alors priez.

Le covid nous a montré qu'un petit virus (peu importe qu'il soit ou non créé par l'homme) peut nous faire sortir de ce monde et nous faire rejoindre le suivant.
N'est ce pas le bon moment pour se remettre en question.
Remettre la vie en question et retourner à Dieu pour pouvoir accéder à cet autre monde promis s'il venait à nous les anges de la mort.

Ces deux dernières années ont été très difficiles pour moi...

Et même si j'ai toujours eu foi en Dieu, même si j'ai toujours prié, ces années m'ont montré qu'au fond de moi, il y avait une brèche. Un manque de confiance en moi qui s'exprimait par un manque de confiance en Dieu.

J'apprends encore...
J'apprends à aimer différemment.
Je vous aime.

Une énorme pensée à vous tous, qui partagez ma vie et mes périples.
Que Dieu s'imprègne dans nos cœurs , que Sa présence soit en nous.
Et que la voie s'ouvre à tous.

5 Janvier 2022

Chair de poule.

Cette période sombre me fait froid dans le dos. On pleure nos morts un peu partout dans le monde de part le Covid, mais aussi ceux partis par bien d'autres maladies.
Cela me ramène au moment présent .
Ne devrions nous pas vivre chaque moment comme si la minute d'après , on ne pouvait plus la vivre ?!
Ne devrions nous pas construire un monde meilleur, l'actuel , mais aussi construire pour l'après ?!
Ne devrions nous pas aimer, partager l'amour et la paix avant que sonne notre dernière heure?!

J'ai la chair de poule , aujourd'hui, encore un membre de la terre qui s'envole au ciel .
Cela me remet face à la réalité, la vie ne tient à rien mais l'au-delà revêt du tout.
Nourrissons notre demain avec l'amour d'aujourd'hui.

On se prend la tête avec tellement de futilité, on se met dans des colères inutiles ,
On se déteste, on garde des rancunes qui nous servent à quoi finalement ?
On perd du temps à ne plus se saluer, à ne plus se serrer, à ne plus s'aimer .
Et même si l'autre ne ressent pas la vie comme nous aujourd'hui, cela lui appartient.
Mais devons nous nous abstenir de propager la paix parce que l'autre prône la guerre?

J'ai la chair de poule de perdre ceux que j'aime, de vivre après eux dans une forme de culpabilité, de ne pas avoir fait le nécessaire pour leur dire que je les aime par orgueil mal placé.

J'ai la chair de poule , le sang glacé ce matin, parce que la vérité me ramène à la, tout de suite, maintenant, je peux partir à n'importe quel moment. Nous pouvons tous quitter le territoire de ce monde pour des contrées plus élevées.
Mais avons nous envie de partir en laissant la haine dans le cœur de l'autre, de la peine ,
des non-dits?
J'ai tellement envie de vivre, pleinement, sans regrets, avec l'amour de Dieu en moi, avec l'amour des miens et surtout, sans prise de tête.
Rappelons nous , que chacun de nous peut partir à n'importe quel moment.
Et quelle peine cela laissera.
Mes amis, du passé, du présent, de demain, je vous aime. Et peu importe comment les vents de la vie nous ont fait nous éloigner, je tente à l'heure actuelle de me remémorer le meilleur , les moments de rire et de partage, de fous rires, de folie, parfois de larmes .

Je suis né avec un cœur qui ne désire pas porter de rancune, merci maman pour cette qualité de cœur qui nous a souvent causé du tord mais auprès de Dieu, je me sens apaisé.
J'ai tellement facilement pardonné au point d'en oublier les histoires, les problèmes, les méchancetés. Pourtant, je sais qu'après les trahisons, mon cœur a changé et je sens en moi le goût amer de la rancune pour quelque personne. Alors, pour libérer mon cœur, je le dis avec la bouche, je vous pardonne, entièrement et pleinement.

J'ai la chair de poule, les mots façonnent ma peau.
Les morts me dressent les poils et me font frissonner.
Que Dieu nous garde en bonne santé, nous protège de ce qui arrive, nous préserve de nous même et de l'autre.
Aimez vous, préservez vous et partagez ce qui est en vous.
Quand l'amour naît de l'intérieur, il se propage avec tant de facilité vers l'extérieur.

10 Janvier 2022

Nous vivons un moment hors du temps.
Cette impression de ne pas vivre la réalité mais d'être en plein cœur d'un film de science-fiction.
Nous sommes à la croisée d'un chemin où tout être doit faire un choix de vie.
Continuer de vivre comme on l'a toujours fait ou s'émanciper spirituellement.
Je pense qu'il est temps de se rapprocher un peu plus de Dieu car les heures sont vraiment sombres.
Vivre l'instant présent, lâcher prise, se recentrer, et apprendre d'où l'on vient.
Je ne parle pas de nos soi disant origines du singe mais bien, de l'origine de notre être
.. Adam et Ève. Adam et Hawa.

C'est dans la lecture du Coran que je me sens reprendre possession du vrai instant présent.
Ya Allah, je t'Adore. Merci d'avoir fait de moi un Musulman.
Oh bien aimé Prophète Mohammed, je t'aime.
Chers humains de toute origines, de toutes religions, permettez moi de vous dire que je vous aime en Dieu.
Il n'y a rien qui nous sépare si ce n'est notre volonté d'être séparé. Je ne le désire pas.
Laissez-vous être aimé et aimez à votre tour.
La religion des uns ne doit pas vous contrarier, seul leur mauvais caractère, peut vous éloigner d'eux..
La paix sur nous.
L'amour sur nous.
La bienveillance sur nous.
Soyons en paix.
Que tu sois athée, animiste, polythéiste, juif, chrétien, Musulman, grand, gros, maigre, gay, Africain, Américain, Européen, Asiatique. Laisse moi te dire que je t'aime.

13 Janvier 2022

Je suis Musulman.
Si Notre bien aimé Prophète Mohammed (paix et bénédictions sur lui) n'avait pas révélé le Coran, j'aurais sans doute été Chrétien et si Jésus ne s'était pas non plus révélé à nous par la permission de Dieu, j'aurais été juif.
Même si en vrai, ce sont des termes qui n'ont jamais existé à l'époque même des précédentes révélations. Les hommes étaient sans doute seulement monothéistes.

Parce que en tant que croyant, j'aurai simplement été soumis à Allah (Dieu Unique)

Juifs, Chrétiens et Musulmans, nous sommes tous de la même lignée.
Celle d'Adam et Eve et d'un Dieu Unique, Détenteur de la création de l'univers...
Je suis Musulman, je n'aime pas la guerre, je n'aime pas la violence, je n'aime pas les meurtres, les injures...
Ma religion ne nous permet pas de tuer, ne nous permet pas de semer la corruption.
Par contre, les sentiments humains, la chimie du cerveau, le caractère changeant , la folie , permettent de commettre des actes horribles qui ne sont en aucun cas liés à notre religion.

La religion relie les hommes de différentes cultures, de différents dogmes, et crée des liens d'amour , de paix et de Respect.
Je suis triste pour tout ce qui arrive.
Triste pour chaque vie perdue. Chaque souffrance provoquée.
Triste pour la haine à l'encontre de ma religion, mon appartenance à l'islam.
Triste pour les pertes , qu'elles soient dues à l'ignorance des kamikazes, la folie des racistes.
Triste pour ce qui se trame dans l'ombre, ce qui nous dépasse et qui tire les ficelles.

Je ne suis pas pour la liberté d'expression tant qu'elle fait mal. Mais c'est un bien vaste sujet ,je ne suis d'ailleurs pas pour un humour blessant mais où sont les limites..
Je n'ai d'ailleurs jamais été Charlie, mais je ne suis pas non plus ceux qui ont commis ces actes horribles.
Oui, étant musulman, je n'aime pas les caricatures, qu'elles touchent mon Prophète, celui des chrétiens ou des juifs). Car tous les prophètes de la Bible et de la Torah sont aussi les nôtres.
Tout comme je n'aime pas les caricatures sur les migrants... Peut-être est ce moi qui ne comprends pas l'humour satirique.
Donc oui ces caricatures me font mal , mais les meurtres qui en sont les conséquences me font encore plus mal.
Je pense particulièrement aux familles qui devront continuer à vivre avec la perte , la douleur de ceux qui leur ont été arrachés.
En ces temps difficiles , entre Covid, confinement, solitude et souffrance, essayez tout de même de garder la tête sur les épaules et d'entrevoir , en tout cas essayer de réfléchir intelligemment pour comprendre le dessein des gens au dessus de nous mais qui restent en dessous de Dieu.

20 Janvier 2022

C'est fou comme cette épreuve qu'est le Covid m'a rapproché du Divin.
Je me sens l'âme d'écrire mon appartenance à l'Islam.

D'ailleurs, Islam..
A t-on pu, ne serait ce qu'une seule fois, entendre ce mot la , associé à un mot positif dans les médias.
Je suis dépassé. Ils sont supers créatifs que de pouvoir associer un tas de mots à l'islam.
Séparatisme maintenant.
En vrai, pour mes frères et sœurs pratiquants qui s'y connaissent un peu, nous avons conscience qu'il viendra un temps où il sera très difficile que de pouvoir pratiquer sa religion.
 Ça fait parti des signes de la fin des temps. Pour ceux qui ne connaissent pas , qui n'ont pas encore pu trouver le temps ou qui n'ont tout simplement pas trouver l'envi de s'intéresser à l'islam, Notre Prophète bien aimé Mohamed (Saw) nous a enseigné beaucoup de signes de cette heure de fin qui viendrait.

Et plus j'observe ce signe, plus il est évident, que le grand dessein est en marche .
Cela m'attriste mais je pense, sincèrement, profondément, que quelque chose d'occulte sévi dans l'ombre, plane au dessus de nous, au dessus des lois, au dessus cette supercherie tournée contre nous.
Mais, même les plus haineux de notre religion qui travaillent avec les ténèbres, verront un jour la lumière.
Une lumière qui ne leur sera pas éternelle malheureusement pour avoir manigancé .
Par conséquent, ça m'attriste, ça me surprend, mais la vérité est que nous allons devoir nous habituer à vivre dans ce monde où nous ne sommes pas les bienvenus.
Et la seule et unique raison de ce rejet, est notre accomplissement religieux envers Notre Créateur.
En quoi cela peut il déranger si nous ne mangeons pas de porc, que nous mangeons que Halal, que nous ne nous abreuvons pas d'alcool, que nous portons la barbe ou un voile, que nous effectuons nos 5 prières quotidiennes.
En quoi cela gêne t'il si nous n'écoutons pas de musique , que l'on ne se rende pas en boîte ou que l'on ai envie de sortir en kamis.
J'aime ma France, j'y suis né, ma mère est française, j'y ai vécu toute ma vie, j'aime le peuple, j'y ai fait mes études, j'y travaille depuis 20 ans et pourtant, cette France la rejette une partie de ce que je suis.
Chaque fois où je suis allé à Londres, j'y ai trouvé une place pour ce que je suis dans mon intégralité et mon intégrité.
France, laisse-nous être selon tes préceptes de droits fondamentaux ou change tes droits, on s'adaptera.
La laïcité a perdu tout son sens ou n'a pas su en tout cas, intégrer l'islam dans ses lignes.

23 Janvier 2022

C'est triste qu'en 2022, on en soit encore à combattre le racisme.
Triste de voir la violence policière impunie.
Triste de voir la montée de la revendication des noirs alors qu'ils ne devraient rien à revendiquer car nous sommes tous égaux. Et le Covid l'a pourtant bien montré.
Triste de devoir se justifier.
Triste de devoir se battre pour vivre en toute simplicité ce qu'ils sont (identiques à tous)
Triste de voir des vies s'effacer pour une couleur de peau.
Triste de devoir écrire ce genre de statut qui ne devrait avoir lieu.
Triste qu'il y ait des soulèvements alors que tous devraient être apaisés de vivre pleinement.

Certains ne comprennent pas, certains gardent le silence, et c'est même dommage que ces marches ne se soient pas faite avant.
Quand on voit l'esclavage qui perdure encore en 2022, je me demande pourquoi on ne se soulève pas tous ensemble , qu'importe notre couleur.
Aucune vie ne vaut plus qu'une autre.
Qu'il existe des inégalités sur le plan financier, j'arrive à l'entendre mais je suis triste qu'il puisse tant en avoir juste parce qu'une peau est plus foncée qu'une autre.

Et même le fait que cela me rende triste ne fera rien avancer, mais se positionner, partager, dénoncer, combattre ce racisme ambiant, cette montée de haine, cette facilité et ce toupet de reprendre une vie en étant filmer sans que cela gêne, c'est ça qu'il faut faire à sa petite échelle, dénoncer, filmer, partager .

Le combat des noirs, devrait être le combat de tous.
C'est le combat de l'humanité toute entière contre une partie de l'humanité qui sévit depuis bien trop d'années.

Il est temps d'élever des stèles à la mémoire des noirs disparus .
Il est temps d'enlever les oeillères qui nous permettent de nous cacher des crimes contre l'humanité, les persécutions, les viols, les humiliations , les meurtres, les séquestrations.

Donnons du sens au mot humanité, donnons de l'importance à toute vie.
La mère ne porte pas son enfant 9 mois en son ventre puis lui enseigne la vie, pour lui voir retirer par bien des manières son enfant.

Ce combat ne doit pas s'essouffler, il faut que des droits soient obtenus avant de baisser les armes (marches pacifiques et revendications) et que la Terre, puisse elle même donner sa main pour soutenir une partie des siens.
Nous venons tous de cette même Terre, et la Terre n'a t'elle pas différentes teintes.
Nous repartirons tous vers cette même Terre qui ne fera aucune différence entre nous.

Il y a deux ans, le Covid a montré que nous devions tous être solidaires.

J'y ai tout bonnement cru. Nous étions tous enfermés chez nous. Nous applaudissions tous à 00h00 le corps médical, infirmiers, aide-soignants, médecins.

Je pensais que le Covid aurait changé les mentalités. Il faut croire que l'humain oublie vite.

24 Janvier 2022

Mes bébés , mes amours

L'amour ne devrait pas avoir de limite, encore moins pour une question de couleur .
J'ai tant de mal à concevoir que l'on puisse naître en aimant le monde puis à être éduqué à détester certains pour leur couleur, leur origine.

Le racisme n'est pas un comportement naturel, on ne vient pas au monde en détestant les noirs .
Je travaille avec les enfants depuis 20 ans, rares sont les fois où j'ai pu assister à du racisme infantile.
Les enfants sont dans le mimétisme, ils répètent ce qu'ils entendent jusqu'à à un certain âge où ils peuvent dès lors réfléchir par eux même.

Mais si leur éducation est tournée vers le racisme, il en découle également un racisme .
Alors, de génération en génération, le racisme perdure.

La peau n'est qu'un vêtement, elle ne recouvre que les mêmes parties du corps que nous avons tous en commun.

Mes bébés, mes amours, que Dieu vous protège du racisme, de la violence de l'autre pour ce que vous êtes, pour ce vêtement aux belles teintes que vous portez tous les jours et dont vous pouvez et devez être fiers.

Portez votre couleur avec dignité, aimez vous plus que les autres, ne vous dénaturez pas.
Regardez vous dans le miroir , et contemplez-vous, aimez-vous, admirez-vous, comme tu dis si bien mon petit qyqy :

" -Parrain Farès, je peux me mirer s'il te plait?
- Et qu'est ce que l'on dit quand on se regarde ?
- Je suis beau, je suis intelligent, je suis important.

Ne laissons plus grandir nos enfants dans la haine de l'autre, si vous êtes cons, restez-le en intimité mais n'imposez pas votre connerie au reste de l'humanité.
Mes bébés, mes amours, vous me portez plus que je ne vous porte. Qu'à ce jour et jusqu'à la fin des temps , aucun malheur ne puissent vous toucher. Que Dieu entende cette invocation, qu'Il vous protège et vous donne grâce.
Que la lumière que vous portez sur vos visages, sur votre peau, sur votre couleur, illumine les cœurs, et vous porte aux sommets du monde . Je vous aime.

25 Janvier 2022

Comme je l'ai souvent dit, mes symptômes sont cycliques.
Mais je commence sérieusement à me poser la question quand à l'hyperactivité cérébrale.
Voilà presque un mois où je me portais plutôt bien dans l'ensemble. Du moins, physiquement.
Mais, ces quelques jours au travail ont été particulièrement pénibles.

Entre le mensonge des uns et la haine des autres, comment rester serein ?!
Crise d'angoisse ou attaque de panique, je ne sais plus vraiment faire la différence.
Mais j'ai remarqué que lorsque mon cerveau est trop plein c'est à ce moment, qu'apparaissent les symptômes.
J'ai d'ailleurs pu identifier ça aussi lorsque je regarde trop de films.

Hier, j'ai regardé trois films marvel de suite.
Impossible de dormir. J'avais l'impression que le cinéma continuait sous mes paupières.
Il y a forcément des inflammations dans mon cerveau malgré l'IRM que j'ai passé dernièrement où rien a été signalé.

Je dois me préserver et trouver des moments de calme toutes les heures.
Ca ne va pas être évident mais il va le falloir pour mon bien-être personnel.

26 Janvier 2022

Dieu est mon meilleur ami.
Il ne me donne pas ce que je veux mais ce dont j'ai besoin.
Il ne me dis pas ce que je veux entendre mais ce que je dois entendre.
Il ne m'éprouve pas pour me faire du mal mais pour me rendre plus fort.
Dieu est mon meilleur ami...
Il m'apprend chaque jour un peu plus de moi, des autres, de la vie, de Ses créations et Ses créatures.
Il m'écoute sans se lasser. Il me répond à sa manière...
Il me donne des forces quand je suis faible...
Il me fait des cadeaux quand je ne m'y attends pas...
Dieu est mon meilleur ami. même quand je le trahis Il me pardonne...
Même quand je l'oublie, et que je reviens a Lui. Il ne me rejette pas.
On est tous à la recherche d'un ami sincère, mature, qui ne va pas toujours dans notre sens mais qui nous dit les choses pour notre bien...
Dieu est le meilleur ami du monde.
Mais nous? Le sommes nous?
Si Dieu n'avait pas toute ces qualités,
Il y a longtemps qu'Il serait passé à autre chose, mais Sa Grandeur fait de Lui,
Le meilleur Ami.

28 Janvier 2022

L'islam est encore sous les feux des projecteurs, les ignorants qui s'improvisent théologiens sortent même des versets du Coran comme arguments sans comprendre le sens des mots, ni prendre en compte les contextes.
Comment ne puis je pas me sentir attaqué, comment puis je resté stoïque face à ces personnes et faire mine de rien ?
Doit-on se justifier de tout?
N'avons nous pas le droit de manifester ?
Doit-on avoir des morts dans nos rangs pour avoir le droit de dire stop?
Ne sommes nous pas une seule et même communauté qu'est celle de l'humanité.
Les gens prennent des versets, sans prendre en compte d'autres.

Les gens connaissent-ils vraiment des musulmans qui essaient de s'imposer à eux?
En côtoient –ils seulement pour de vrai?
Je suis moi même Musulman, je suis pratiquant même si je ne le crie pas sur tous les toits

M''ont-ils déjà entendu dire que je n'aime pas la France?

Que je veux imposer mes "lois" religieuses ?

Leur ai-je déjà demandé de ne pas manger de porc, de prier, de porter tel ou tel vêtement?
Et quand bien même, ne peut on pas partager des choses juste par expérience.

Quand un ami me demande d'aller à l'église, j'y vais sans problème. N'ai je pas déjà mis les pieds à l'église moi même, dans la salle du royaume des témoins de Jéhovah, ou passer un moment avec les protestants ou évangélistes...

Parlons des femmes, la plus belle créature que Dieu a mis aux côtés de l'homme.
Si les gens prenaient le temps de côtoyez des hommes, musulmans, bien éduqués, et qui ont compris comment Notre bien Aimé Prophète Mohamed, parlait de ses femmes, et les respectait, et les mettait sur un piédestal, alors ils verraient quel immense respect nous avons pour elles.
Les gens devraient se renseigner sur la manière dont nous traitons les orphelins
Oui, Le Coran est un livre spirituel, religieux mais aussi un code de vie.
Je peux écrire des heures et des heures pour calmer mes angoisses liées au covid, à la peur de l'attraper encore une fois mais je peux aussi écrire des heures sur l'Islam.
Je pourrais écrire des heures , mais est ce finalement si utile si ce n'est que pour me faire du bien?
Les gens devraient vraiment cessez de nous combattre. Ils devraient prendre le temps de donner la main à ceux qui les respectent, dans leurs agissements, leurs croyances, leurs actions
S'ils pouvaient se poser un instant, assis au bord de la mer et qu'ils réfléchissaient l'esprit léger sur le port du voile. En quoi, vraiment, cela les dérange t-il ?

Nous ne cherchons pas à faire devenir la France, Musulmane

Si Dieu veut trouver leur cœur, Il saura le trouver. Et s'ils veulent trouver Dieu à travers notre Pratique, ils sauront également le trouver. Le cas échéant, cela pose t'il tant de problème au point de nous ignorer?
Petit, je vivais dans une cité où arabes, noirs et français vivaient tous en harmonie.
On était un petit village où les jours de fête, on partageait gâteaux et couscous.
Toute les femmes Musulmanes étaient voilées et jamais cela n'avait posé de problème aux femmes chrétiennes ou de toute religions confondues.

Nous, Musulmans de France, nous ne sommes pas une armée qui vient dicter nos pratiques et imposer à les pratiquer également. On veut juste les pratiquer au mieux que l'on peut, en respectant les lois françaises, en respectant tous et chacun.

Soyons bénis, nous tous, peu importe notre horizon, et tentons à notre petite échelle de sourire à l'autre, peut-être même de l'aider, d'encourager, de partager, d'aimer, de respecter, de tolérer, de se surpasser, de réfléchir, et surtout, d'éteindre cette télé qui abruti notre cerveau au point de penser comme ce que l'on nous impose de penser.
La télévision, finalement c'est quoi?
Eteignons la 5 minutes pour réfléchir à ce qu'elle nous apporte au-delà de nous faire passer le temps.

N'est-ce pas cette même télévision qui a gangrené nos cœurs quand au Covid ?!

19 Févier 2022

Maman, déjà 6 mois.
6 mois que je ne t'entends plus. Que je n'ai plus cette chance de t'avoir dans ma vie.
Tu as été rappelée et les petits trucs du Quotidien s'en sont allés en même temps que toi.
Mais d'autres sont restés comme cette dernière boîte de sardines que j'ai mangé et que tu m'avais donné.
Chaque fois, je passais te voir et toutes les fois je repartais avec un sac rempli.
Une maman pleine d'attentions et d'amour pour ses enfants.
Friteuse, balais, lessive, dentifrice et brosses à dent, poêle et casserole...
Ces petites choses qui sont encore présentes et qui te font vivre encore et encore dans mon quotidien.
J'ai 40 ans et je me sens parfois dans le corps d'un enfant. J'ai tellement besoin de te parler, de t'appeler et te dire que oui... Il y a des jours où je vais mal ... Il y a des jours où je pleure le visage en direction du ciel car mes épreuves sont parfois lourdes à porter.
Je regarde tes photos et ce n'est que maintenant que tu es partie que j'ai compris que tu faisais comme moi. Tu gardais pour toi tes souffrances, tu regardais le ciel ou dans le néant, et tu souriais lorsque l'on te demandait si ça va.

" Oui oui, ça va "

Je me souviens d'un jour où je suis venu te voir , tu étais seule dans ton fauteuil roulant, devant la télévision. Au bout d'un moment j'ai du partir mais je t'ai posé une question.
 (sûrement pour déculpabiliser de partir aussi vite)

" -T'es sûre que tu ne t'ennuies pas trop mamounette ?"

Inconsciemment, je me doutais déjà de la réponse. Tu me répondrais non pour que je parte le cœur léger.
Je revois ces moments et je regrette tant de ne pas être resté plus longtemps.
On pense que nos êtres chers sont immortels et on ne se doute pas à vrai dire qu'ils peuvent partir, à n'importe quel moment.
Tu me manques maman.
Je t'aime comme la lumière qui éclaire le monde.

NERF VAGUE

Le 2 Mars 2022 est un bien grand jour.

Je ne sais pas comment ni par quel biais je suis passé pour arrivé à cette folle théorie qui a changé une partie de ma vie et surtout régulé mes symptômes.
En effectuant mes recherches ici et là, à plusieurs reprises, il a été fait mention d'inflammations du NERF VAGUE.
J'ai donc peaufiné mes recherches et je suis tombé sur la vidéo d'une influenceuse qui a été touchée par le Covid comme moi avec quasi la totalité de mes symptômes.

Il m'est important de précisé que depuis Septembre 2021, j'ai fait connaissance de Camille, une enseignante dans l'école où je travaille. J'ai peu parlé d'elle parce que je savais, qu'à cette date actuelle, je compilerai mes écrits pour en faire un livre.

Un livre pour quoi ? Pour qui ?
Pour ceux qui se reconnaîtront à travers mon expérience Covid et Covid Long, mais aussi pour ceux qui ont cru pendant tout ce temps que c'était « juste » mon anxiété et mon hypocondrie.
Bien sur, je ne cache pas le fait, que ce terrain anxieux, a véritablement accentué les stigmates de mon covid long, qui, je le rappelle ne sont pas terminés.

Ce livre, je le fais en guise d'exutoire. Je retrace mon parcours même si encore à l'heure actuelle, j'ai très peur de revivre ce que j'ai traversé. J'ai peur du trauma, de la peur d'avoir cru mourir, d'avoir suffoqué, de tous les symptômes qui apparaissent la nuit.

Ce livre, je l'ai écrit parce que j'avais besoin d'être compris.
NON !! Je ne suis pas fou !!!
NON !! Je ne suis pas seulement hypocondriaque.

OUI !! Le Covid a touché , chez certaines personnes comme moi , le cerveau.
Cet endroit du cerveau où se trouve le système nerveux central.
Certaines parties du cerveau qui gère les transmetteurs et qui gèrent également, le cortisol, l'endorphine , le GABA, la dopamine,l'ocytocine etc…

Cet endroit qui s'occupe de tout ce qui est autonome !!!
Alors, j'ai été pris pour un fou par les médecins quand je leur disais ce qui m'arrivait.

Je me souviens encore de ce jour d'Avril 2021, où j'ai été voir un psychiatre , et qui au bout de 2 minutes de conversation m'a dit :

« - Bon, nous allons partir sur un antidépresseur pendant 6 mois.
- Mais je ne me sens pas en dépression docteur.
- Oui, mais je pense que c'est ce qu'il y a de mieux à faire !
- Je suis pas d'accord, j'aime la vie, j'ai pas envie de mourir, je n'ai pas d' idées noires.
- Je veux juste retrouver la paix dans mon cœur et ma tête.
De la, je me souviens m'être levé alors que j'avais attendu ce rendez-vous depuis 2 mois.

Revenons en au NERF VAGUE et à CAMILLE.

Nous avons créé un fort lien d'amitié.
Je la vois vraiment comme ma jumelle et je ferais un chapitre aux clefs qu'elle a partagé avec moi depuis Décembre 2021.

Je lui envoie donc le lien de la vidéo de l'influençeuse en question car je ne veux pas regarder quoi que ce soit en lien avec le covid de peur de somatiser.
Je lui donne juste quelques consignes :

« -Tu prends seulement les solutions qu 'elle a trouvé en rapport avec les symptômes que j'ai !
- Mais oui, t'inquiètes pas, j'ai bien compris ta demande. Je fais ça et je te dirais si ça vaut le coup.

Après avoir visionné 40 minutes de vidéo , elle me fait un retour.

« -TU DOIS ABSOLUMENT REACTIVER TON NERF VAGUE ! »

Nerf vague, ce mot m'est familier.
Dès ma sortie de l'hôpital, en discutant avec un sophrologue , il m'avait déjà parlé de NERF VAGUE, mais je n'ai jamais été regardé de quoi il s'agissait.
J'avais donc déjà un élément de réponse depuis le début et je n'ai jamais été cherché plus loin.
Je comprends mieux pourquoi j'étais bien au séjour avec Sarah, Rékia et les autres de l'équipe.

Ce que je ne comprends pas, c'est pourquoi, en octobre 2020, d'autres symptômes étaient apparus

Camille m'a aidé à voir plus clair dans tout ça.
A supprimer les liens que j'avais fait depuis le début entre mes symptômes et les causes.

Je l'entends encore me dire :

« -ARRETE DE FAIRE DES LIENS, TU N'ES PAS DOCTEUR ! »

Quelque part elle a raison, et en même temps, les docteurs ne m'ont pas aidé.
Ce n'est pas faute d'en avoir vu plein de différents, d'avoir raconté mon histoire, encore et encore. Sans résultats aucun. Ils ont tous caché mes symptômes pendant que je cherche depuis 2 ans à travailler sur la cause.

LE NERF VAGUE, donc ce nerf qui part de la base de la tête en passant par les jugulaires, traversent également l'œsophage, le cœur, les poumons, et les intestins.
C'est ce fameux chef d'orchestre.

« Le nerf vague (NV) se distingue des deux autres nerfs crâniens : c'est le seul qui sort du cerveau et le seul qui peut s'épuiser. Il s'étend depuis le crâne à tant d'organes du corps : le cœur, toutes les voies respiratoires, l'estomac, le foie, les reins, le pancréas, l'intestin...

Le NV possède 4 grandes fonctions :

- 80% des informations qui circulent via ce nerf sont dites afférentes, c'est-à-dire qu'elles circulent depuis l'intestin jusqu'au cerveau.
- 15% de l'information qui transite par le NV correspondent à la fonction parasympathique et la régulation essentiellement de la portion digestive du système nerveux autonome.
- 4% des informations du NV sont dites modales : il s'agit de signaler aux muscles du système respiratoire, gorge, cordes vocales, muscles de la nuque et du visage de nous aider à respirer, ne pas s'étouffer, bien mastiquer, etc.
- 1% de l'information du NV se situe sur une toute petite portion de la peau des oreilles.

Et ce qui est fascinant c'est que l'on peut utiliser ces 4+1% pour activer les 95% autres informations.
Le nerf vague permet aussi de réguler la voie cholinergique anti-inflammatoire.

Le nerf vague contrôle ainsi de nombreuses informations partagées entre le corps et le cerveau. Et quand le nerf vague dysfonctionne, que se passe-t-il ? Des troubles de la variabilité cardiaque, de l'hypertension...

1. Une mauvaise respiration

La raison la plus fréquente de la mauvaise signalisation vagale, c'est une mauvaise respiration. La plupart d'entre nous respirent de façon incorrecte et inefficace pour des raisons futiles et inconscientes qui nous viennent de l'enfance. Cette mauvaise façon de respirer est à l'origine de nombreux problèmes nerveux. Étant donné que les mouvements d'expansion et dépression thoracique que nous effectuons ne sont pas suffisants, nous ne dilatons pas efficacement nos poumons et le rôle de signalisation du nerf vague s'en trouve affecté. Autrement dit, la transmission de signaux par le nerf vague perd en efficacité à mesure que notre respiration est elle-même moins efficace !

Ce qu'il y a d'important à retenir, c'est que nous pouvons exercer nos nerfs à transmettre des signaux plus efficacement et à améliorer leur fonctionnement.

2. Une digestion incomplète

Une séquence digestive optimale dure environ 16 à 20 heures, de l'ingestion des aliments à l'élimination des déchets. Comme l'activation du nerf vague est responsable du séquençage de la digestion ainsi que du péristaltisme, tout dysfonctionnement du rythme digestif est directement lié à un dysfonctionnement vagal. L'ensemble de la séquence digestive est principalement contrôlé par le nerf vague qui transmet constamment des signaux vers et depuis le système nerveux central. Pour fonctionner de façon optimale, le NV a besoin d'un niveau de stress peu élevé.

La digestion ne s'effectue correctement que si les bons signaux sont transmis par le NV, et si chaque étape dispose du temps nécessaire pour s'accomplir. Quand on avale un morceau à la volée le matin en sortant de chez soi, on mange en situation stressante. Quand on déjeune devant l'ordinateur, au bureau, on mange dans un environnement stressant. Pour optimiser le séquençage digestif et la signalisation du nerf vague vers et depuis le tube digestif, il est impératif de prendre la plupart de ses repas dans un environnement aussi peu stressant que possible. Pour cela, il faut prendre le temps de s'asseoir, et manger dans un endroit favorisant la détente.

3. Un microbiote déséquilibré

Même si on ne sait pas encore précisément comment le nerf vague communique avec le microbiote et quels micro-organismes intestinaux activent les voies afférentes vagales, de nombreuses recherches ont montré qu'une importante proportion des effets du microbiote intestinal sur les fonctions cérébrales dépend fortement de l'activation du NV et de sa signalisation spécifique. Parmi les sous-produits du métabolisme bactérien se trouvent des molécules, les acides gras à chaîne courte (AGCC), qui jouent un rôle clé dans la réduction de l'inflammation de l'intestin et, plus généralement, de l'organisme.

Les sous-produits de la dégradation bactérienne des aliments sont signalés par 1 % des cellules intestinales au nerf vague, qui informe à son tour le cerveau de l'activité digestive. C'est pour cela que le nerf vague joue un rôle clé en cas d'obésité et de suralimentation.

La composition du microbiote intestinal a ainsi des effets très spécifiques non seulement sur la fonction digestive, mais également sur les nerfs qui transmettent des signaux au sein du système nerveux entérique et sur le nerf vague lui-même. Assurer l'équilibre de la flore microbienne intestinale permet non seulement d'assurer un fonctionnement optimal non seulement à l'appareil digestif, mais aussi à la signalisation du nerf vague.

4. Une mauvaise variabilité cardiaque

L'un des signes qui indiquent un dysfonctionnement vagal est qu'après un événement stressant (éviter un accident de la route par exemple), la fréquence cardiaque ne se normalise que lentement et la respiration reste longtemps superficielle. La personne capable de se calmer et de ralentir son rythme cardiaque rapidement a un nerf vague qui fonctionne très bien. Comment réagissez-vous à la suite d'un fort stress ? Savez-vous garder votre calme ?

L'inverse, c'est-à-dire un nerf vague mal contrôlé, trop actif, peut aussi arriver. Le malaise vagal est un trouble majeur provoqué par un système nerveux sympathique peu actif et un nerf vague hyperactif. La conjonction d'une activité sympathique faible et d'une hyperactivité vagale se traduit par cette forme bénigne d'évanouissement.

C'est aussi le nerf vague qui explique les effets de la cohérence cardiaque.

5. Une inflammation chronique

Le nerf vague a pour effet de ralentir l'inflammation et de la maîtriser. Mais un nerf vague qui reçoit des messages d'inflammation récurrents sur une longue période va perdre progressivement cette capacité., ce qui peut favoriser divers troubles liés à l'inflammation chronique.

En même temps qu'on s'occupe de trouver les facteurs déclencheurs de l'inflammation, il faut stimuler le tonus vagal pour limiter les dommages. On y parvient en faisant des exercices pour améliorer la signalisation et, par ricochet, contrôler le taux d'inflammation.

Comment activer le nerf vague ?

Se gargariser, rire, changer, faire du yoga ou de la méditation, voir ses amis, bouger... Il existe plein de manières de stimuler le nerf vague

Texte provenant du site « Thierry Souccar Edition »

En effectuant plus de recherche, le conseil que j'ai suivi dès lecture est de prendre un bain dérivatif.
J'ai surtout pris une douche bien chaude que j'ai fait suivre immédiatement par une douche froide. Moi qui déteste ça, qui n'en a jamais pris, j'ai crié et j'ai eu le souffle coupé !!

Mais quel bien , quel bien fou !!

Aussi fou que cela peut paraître, 70 pour cent de mes symptômes ont disparu.

Je ne fais plus de tachycardie, je ne fais plus d'apnée du sommeil ou de respiration conscientisée.
Je n'ai plus de tremblements, j'arrive même à mieux me concentrer.
Cela eu également un impact sur mes nuits mais pas encore totalement.

Bref, cette activation du NERF VAGUE m'a vachement aidé.

Camille a aussi prit des notes de l'hyperactivité cérébrale que cela provoque.
Faire trop de chose dans la journée sans avoir un moment pour souffler, laisse le cerveau en alerte en soirée , ce qui inévitablement, engendre de mauvaises nuits.
D'où le fait que l'attarax ait pu avoir un effet lorsque je me sentais sous tension ou que je n'arrivais pas à couper court avec mon cerveau.

J'ai beaucoup moins d'angoisses inexpliquées d'ailleurs, j'ai même l'impression que lorsque j'angoisse, ça part toujours d'un évènement extérieur et non plus de l'intérieur alors que je pouvais me sentir bien au moment de la montée d'angoisse.

Je ne dis pas que la vie est redevenue comme avant, mais j'ai parfois la sensation d'avoir retrouvé le Farès d'avant Covid.
Et si j'ai fait un lien avec le séjour, c'est parce qu'en Juillet 2020, nous allions régulièrement dans une piscine avec les enfants . Piscine extrêmement froide et je m'asseyais d'un coup dans l'eau ce qui me donnait également le souffle coupé.
On dansait, on chantait, j'imagine que cette forme de chant, stimulait également mon nerf vague.
Cela sous entend malheureusement, que mon Nerf Vague est tellement inflammé que je vais devoir régulièrement l'activer.
Alors, dès que je le peux, je me gargarise, je bois un grand verre d'eau froide, je fredonne et évidement, je termine ma douche à l'eau bien froide.

Cela semble si simple comme élément de réponse et pourtant, aucun docteur n'en avait fait mention.

J'ai compris également que le conseil donné régulièrement concernant la lumière bleue est complètement juste.
Depuis que j'ai cessé de regarder la télévision en général mais carrément plus le soir, mon endormissement se fait plus rapidement. Mon cerveau se met en veille plus rapidement.
J'ai d'ailleurs pour routine de m'allonger sur mon transat pendant une heure en rentrant du travail histoire d'éliminer tous les stress de la journée.

RETOUR DE CETTE INFLUENCEUSE

Elle dit que le corps, une fois en covid long a des limites.
Il est important de rester en dessous de ses limites et donc de beaucoup se reposer.

Elle explique que les progrès prennent du temps et qu'en plus de ça, ce n'est pas linéaire et ça peut également rechuter.

Elle conseille de prendre de la cortisone à très faible dose sur plusieurs semaines (non testé).
De l'aspergic (non testé)
De la karsétine comme anti-inflammatoire naturel (non testé)
De la setiresine qui est un antihistaminique qui calme les réponses inflammatoires non testé)
Le molène pour les réactions pulmonaires (non testé)
Des bourgeons d'aubépine pour le rythme cardiaque (déjà testé)

Il faut refaire ses réserves en vitamines et donc chercher les carences.

Vitamines C, D, Zinc, Magnésium, vitamines B6, B12, B3.
Boire beaucoup d'eau en bouteille pour les minéraux et nutriments.

Il existe sur Bruxelles, un traitement de neuro- stimulation du nerf vague.

Pour terminer, on revient donc sur la stimulation de NERF VAGUE, qui va permettre de calmer toute les inflammations

Il est aussi envisageable de faire une biopsie des inflammations (que je n'ai pas faite)

Elle parle évidemment d'alimentation car comme Hiba me l'avait répété, beaucoup d'aliments sont pro-inflammatoires.
Il faut cesser les agrumes, les sucres raffinés la farine blanche, le fromage de vache, le café, le thé, les épinards, les avocats, les noix, , le soja.

Eviter les écrans au maximum car ils fatiguent sérieusement le cerveau.

Faire beaucoup de méditation, de sophrologie, de yoga etc

Et reprendre le sport mais à toute petite dose.

Tout comme moi, elle considère que le cerveau a buggé et qu'il lui faut donc un reboot
Ce bug a généré des réponses immunitaires.

1 er Avril 2022

Les salutations et la paix de Dieu soient sur nous
Les années passent, les temps changent, et ce monde si étrange nous divise chaque jour un peu plus.
Et pourtant, j'ai cœur et foi à croire que la religion a le pouvoir de nous relier.
Pour cela, c'est dans le bon comportement que l'on doit s'en rendre compte mais aussi dans les vraies sources.
Le ramadan est arrivé et je suis heureux de le retrouver une année de plus.
Une chance de plus de vous demander pardon si j'ai pu vous blesser, vous heurter, vous mentir, vous ignorez.
Pardon si je ne vous ai pas souris, si je n'ai pas donné de nouvelles, ou si j'ai pu être froid.
Pour excuse, je suis un humain qui garde beaucoup pour lui, qui ne vous fait pas de remarques ou qui ne vous fait pas ressentir quand vous avez fauté parce que je sais que d'une part la faute est humaine, d'autre part, je suis assez mature pour encore une fois, tolérer qu'on ne peut pas toujours agir avec empathie, discernement et maturité.
De ce fait, vous êtes toujours pardonné, d'emblée. Mais je suis un humain, il peut m'arriver de ne rien dire mais de me retrancher.

En ce premier jour de ramadan plein soleil, je vous demande donc pardon et j'en profite pour pardonner également les personnes qui m'ont blessé au plus profond degré, les autres en vrai, vous êtes pardonnés. Je ne porte que très peu de rancune, je vous demande alors, aujourd'hui, de ne plus en porter pour moi pour alléger mon karma...

Le ramadan est un mois béni, mes frères et sœurs dans l'Islam et mes autres frères et sœurs en humanité, cette période nous ai douce et bénéfique. Organisons nous pour que le gain de ce mois spirituel ne soit qu'un tremplin pour grandir pour les autres mois à venir.
Les temps sont sombres, et seule la lumière de la religion (l'islam pour mon cœur) peut être libératrice.
Lisez, effacez vos péchés, construisez votre au delà . Notre religion, quelque part, fait peur, parce que finalement, nous ne désertons pas nos mosquées, nous ne relâchons pas nos prières et notre foi se fait plus grande.
Amis chrétiens, n'oubliez pas vos prières, retournez régulièrement à l'église .
Amis juifs, je sais que vous tenez également à votre religion, n'oubliez pas que nous aussi les arabes, nous sommes sémites.
Ouvrons les yeux nous sommes tous de la même fratrie.
Juifs chrétiens musulmans, et en vrai, nous sommes tous de la même famille , toutes origines confondues.
Pardon, Amour, Paix, Tolérance.
Maîtrisons nos colères
Éloignons nous des peurs suggérées par d'autres .
Ya Allah, je te demande de nous pardonner Toi qui à la pleine Miséricorde.
Je te demande de nous accepter dans Ton Vaste Royaume.

Que l'une des portes du Paradis nous soit ouverte et que l'enfer s'éloigne de nous et que jamais nous n'y goûtions.

Permets nous l'accès aux rivières , aux arbres fruitiers , aux palais de bijoux, à l'amour et à la joie de pouvoir nous revoir en famille dans ce Paradis promis.
Je t'aime ya Allah. Je t'adore.
Merci pour ce troisième ramadan depuis que j'ai attrapé le Covid.
Quiétude sur nous tous .

1 er Mai 2022

Le ramadan est parti et m'a permis de calmer mes inflammations.
J'ai réussi à réguler mon alimentation ce qui m'a valu un meilleur sommeil.
Quel bonheur que de pouvoir etourner à la mosquée.
Azize est venu avec moi à la prière de l'Aïd. Cette année, ils ont ouvert le gymnase de Clichy-Sous-Bois. Merci Mon Dieu de m'avoir permis d'être de ceux qui ont rejoins les rangs des prieurs.

16 Mai 2022

Une cellule covid long a vu le jour depuis quelque temps et j'ai enfin pu prétendre à faire parti du programme.
Dernièrement, j'ai été reçu en ambulatoire à la clinique de l'estrée à Stains, pour une batterie d'examens.

Je suis parti assez tôt de la maison car j'avais rendez-vous à 10h, et n'ayant plus de voiture depuis Décembre 2021, j'ai du y aller en transport.
Je suis , comme à l'acoutumée, arrivé en avance.
N'ayant pas pris de petit déjeuner, j'essaye de trouver une boulangerie et ce n'est que 15 minutes plus tard que je tombe enfin sur l'un d'entre elle. Je ne m'éternise pas, c'était vraiment .. pas terrible.

De retour à la clinique, la personne qui s'occupe la cellule me prend charge.
Je remplis un document et j'attends une deuxième patiente qui ne devrait pas tarder.
Une fois arrivée, nous avons effectué :

Une prise de sang
Les gaz du sang
Une radio des poumon
Un scanner du cœur
Un parcours sportif
Un entretien avec un pneumologue pour souffler dans une machine.

J'abrège mais en vérité, je suis sorti de l'hopital à 19h

En fin de journée, c'est le docteur en charge du projet qui m'a reçu.

Une fois de plus, pour lui, tout semble correcte
Hormis un peu de cholestérole, il n'y a absolument rien d'alarmant.
A ses yeux , je ne suis pas en covid long, en tout cas, pas sur un plan mécanique.

Stéphanie, la deuxième patiente me propose de me ramener à la maison car elle habite à 10 minutes en voiture de chez moi.
Après cette longue journée, j'avoue que ce n'est pas de refus.

Je reste tout de même dubitatif sur le coompte-rendu du médecin mais quelque part, c'est finalement une bonne chose.
Je verrai avec le temps mais je sais déjà qu'en ayant travaillé sur mon NERF VAGUE, j'ai vraiment perçu une très grande amélioration.

19 Mai 2022

C'est triste. le monde a changé il y a deux ans.
Certains l'ont senti plus que d'autres, de part les symptômes longs du Covid ou des effets secondaires des vaccins.

D'autres encore, traumatisés par le confinement, la malveillance de l'état, les foutages de g.... de nos dirigeants.
Depuis plus d'un mois, on se trouve dans l'œil du cyclone.
 (malgré l'ambiance guerre, mauvais temps ..), les élections ont permis tout de même de souffler et de croire à de meilleurs lendemains…

Ce qui est le plus triste, c'est cet ascenseur émotionnel que nous allons vivre.
Peu importe qui passera, il va falloir se blinder parce que les temps vont se durcir.
Il va falloir s'habituer à un monde de changements négatifs. Et certains y arriveront mieux que d'autres.

Courage, soyons forts. Et aidons-nous. Faisons en sorte que notre entourage sache qu'une porte leur est ouverte.

21 Juin 2022

Mes pensées me suggèrent aujourd'hui que :
Je suis croyant, je suis pratiquant. Et j'adore Mon Créateur, Allah.
Si vous saviez, ceux qui n'ont pas la connaissance des choses, qui n'ont pas puisé au fond des sources religieuses et spirituelles, si vous saviez comme ce qui se passe aujourd'hui est grave.

La technique la plus efficace qu'a utilisé le diable est de faire croire qu'il n'existe pas.
Et ça été chose facile. On le met dans un dessin animé et tout d'un coup, il devient irréel.
Il devient fictif.
Et on a grandi dans cette fiction qu'est la religion. Dans ce dégoût de la religion que je peux comprendre vu qu'elle a toujours engendré des guerres plutôt que des ponts (et encore... C'est bien plus la domination, la colonisation des peuples et le pillage des richesses ...)

Le diable a donc réussi à faire croire qu'il n'existe pas
Pour les croyants qui ne connaissent de l'Islam que ce que les médias, la télévision, les politiciens leur ont enseigné, mais aussi le mauvais comportement de certains (et encore, parfois c'est la fin qui justifiait les moyens dans les années 80) il est évident que l'Islam fait peur alors que si vous preniez le temps d'aller à la source , vous verriez quels enseignements vous pourriez en tirer.
Si vous pouviez comprendre que l'Islam se résume avant tout à un avant Islam et les pratiques qu'il y avait avant , à une descente de révélations succédant aux révélations antérieures. Vous comprendriez tellement de choses sur ce qu'il se passe aujourd'hui.

Tout semble irréel aujourd'hui mais le Covid et certaines maladies ont été créés, elles ont été stimulées par ce qu'on nous fait ingérer, boire, respirer.
Le vaccin, les égrégores de peur etc...
Tout ça est calculé.
Et un faux sauveur viendra...
En attendant, vous continuez de vivre dans un mode de pensée terre à terre, alors qu'il y a un univers caché, tellement sombre mais aussi un chemin lumineux à prendre pour ne pas se laisser duper, berner.

Essayez de réfléchir, à :
Pourquoi l'Islam est tant méprisé ?
Ne me dites pas comme des enfants sans grande réflexion :
« Les musulmans, ils ont fait des attentats »
Complot ou pas derrière, il y a des fous partout. Visiblement chez nous, ce sont des islamistes, quand ce ne sont pas des musulmans, ce ne sont que des fous.
Mais posez vous les bonnes questions
Pourquoi les musulmans en prennent tant pour leur grade?
En quoi réellement un voile gêne?
Quand les femmes chrétiennes en portent un sans cette problématique de féminisme ?!
En quoi l'homme musulman gêne avec sa barbe quand les hipsters sont considérés comme "in"?!
Pourquoi les Mosquées ferment alors que les Eglises ont porté en leur sein plusieurs pédophiles ?
Pourquoi on nous dit " pas de signe ostentatoire" alors que les juifs peuvent porter leur kippa sans problème .

Respirez un moment.

Dieu nous demande dans plusieurs passages, qu'il est important de faire preuve de réflexion. Clairement, il faut prendre le temps de se poser, d'écrire ses pensées, de mettre devant soit le pourquoi du comment.
Plus je lis, plus la colère monte avec ces deux poids deux mesures, et vous n'arrivez pas à faire des liens avec ce qui se passe dans l'ombre ?

Tout s'imbrique.
Le puzzle peut vite être fait.
Mais pour ça ,il faut trouver le courage de sortir des sentiers battus, sortir de ce que l'on sait.
DESAPPRENDRE.

Pour ensuite, réapprendre avec des schémas non biaisés par la télévision, les partis politiques, les enseignements, les endoctrinements.

Mais mon Dieu, par pitié, réfléchissez.
Je vous dis pas, soyez musulman.
Je vous dis juste
RÉFLÉCHISSEZ.

Derrière, vous ne ferez sans doute rien de plus. De toute manière, on est arrivé à un moment de la vie où le sombre va s'accélérer. Ça fait peur. Mais ne vous méprenez pas. La lumière est toujours plus intense que l'obscurité . Il suffit d'allumer la lampe à l'intérieur de vous.
Que Dieu nous ouvre les cœurs à la compréhension.
Et rappelez vous. Souvenez vous.

Quand le rosier meurt quand l'automne arrive. Il revient toujours au printemps.
Comment peut on croire qu'une fois mort, nous ne reviendrons pas.
Sous une autre forme, dans un autre monde.

25 Juin 2022

J'abandonne.
Je capitule face à ceux qui dirigent les médias, la radio, la télé, les industries, la politique.

Je n'ai plus envie de lutter.
En vrai, ils ont déjà gagné la bataille terrestre.
Il n'y a qu'à lire les prophéties de l'Islam pour comprendre .

Pour comprendre, que viendra un temps où les Musulmans ne pourront plus vivre librement leur religion.
Ils vivront des épreuves, et mèneront une lutte pour être en paix avec leur adoration pour Allah.

J'abandonne les débats.
Et par ricochet, j'abandonne ceux qui sont tombés dans le piège des médias.
Quand on m'aime, quand on aime ma personne, on m'aime pour ce que je suis , ce que je pense, et on prend ce qui m'anime. L'islam. Mes croyances. Mon amour pour Mon Créateur, qui est aussi LE CRÉATEUR de ces mêmes créatures qui finalement, me rejettent lorsqu'ils rejettent l'islam.

J'abandonne...
Parce-que si ceux que je pensais être de magnifiques personnes dans ma vie ont réussi à déraisonner complètement, à se laisser porter par la haine, à se laisser consumer par les médias, les réseaux sociaux et surtout la propagande anti-islam .
 Je n'ai plus de raison de lutter.

Je finirais par m'effacer de la vie des uns et des autres ... Et me replier dans un système communautaire, moi qui ai toujours lutté pour ne pas accepter les communautés et faire de ce monde, une seule et même patrie.
Je me rends compte finalement en vieillissant, que beaucoup se tournent vers leur communauté parce que c'est ainsi, qu'ils se sentent le mieux. Ni jugé, ni incompris.

Si vous n'aimez pas l'islam, vous ne m'aimez pas. C'est une très simple dialectique.
Cessez de vous trouver des excuses. Si l'islam vous dérange, je vous dérange. Ne vous dérangez donc pas à me supprimer de votre vie, peu importe la peine que ça pourrait me causer.
Vous m'en faites déjà assez.

Quand je vous lis. Quelle peine !
Quand je repense à nos souvenirs, je me dis :

« -Comment des personnes avec qui j'ai pu vivre autant de beaux moments, ont-elles pu faire autant preuve d'ignorance ?
Comment ont-elles pu autant être endoctrinées ?

Je vous souhaite une belle vie...
Aucune animosité.
Je ne veux juste plus ressentir cette frustration lorsque je vous lis. Lorsque vous partagez vos avis Vos avis que je respecte mais qui, sont contradictoires avec ce que je suis, et encore une fois avec ce qui m'anime.

La vérité viendra un jour avec la lumière sur ce monde plein de ténèbres et de brèches dans lesquelles vous vous êtes dirigées et fourvoyées.
Une énorme brèche provoquée par ceux qui tiennent les fils.

Je continuerai d'aimer les personnes que vous avez été mais je m'éloigne de ce que vous vous êtes mis en tête et de la manière dont votre cœur a tourné.

Vous avez bien cerné que lorsque j'écris un aussi long texte c'est toujours pour quelque chose qui m'a atteint le cœur.
C'est chose faite. Si j'écris, c'est que votre perte me sera lourde , mais que je dois me préserver de débats contre une pensée que "quelque chose" a façonné en vous.

Que Dieu vous garde et vous permet, un jour , de rétablir la paix en vous avec ma religion.
Que votre cheminement de pensée se tourne vers le bien-être de tous et qu'il cesse de tergiverser contre l'islam.
Ce ne sont pas nous les méchants.
Même la pandémie ne vous a pas remis les aiguilles à l'heure.

Que Dieu nous donne la force de rester ferme dans notre religion pour nous , qui aimons notre religion. . Et si vous désirez reprendre le pouvoir sur vos pensées, tentez vraiment de couper court avec les réseaux sociaux et la télévision pendant juste un mois.
Cessez de fréquenter ces mêmes personnes qui regardent ce que vous regardez. Et vivez seulement un mois avec vous même et votre famille.
Vous verrez que, hormis quelques anecdotes que tous, vivons à notre niveau, les musulmans ne vous embêtent pas plus qu'un autre.

Je dédie ces mots à ma sœur Myriam qui porte le voile et qui est une magnifique femme de par sa personnalité, sa piété, sa sagesse, et son caractère . Par ricochet, je les offre aussi à toutes mes sœurs musulmanes de ma communauté (ils ont réussi à me faire employer ces mots la) .
Ce texte , c'est aussi pour toute les personnes qui luttent pour être seulement en paix avec leur religion.

Pour finir, à ma seconde sœur Hannissa, qui ne porte pas le voile, qui d'ailleurs, n'est pas du tout pratiquante mais qui est aussi une des plus belles personnes que je connaisse avec un cœur sur la main.
Ya Allah, je t'adore. Pardonne leur

(Rétrospective)

Un jour de Décembre 2020

Je suis en total panique.
J'ai si peur de ce qui m'arrive.
J'allais plutôt bien hier mais aujourd'hui, rien ne va plus.
Je deviens tellement fou que le seul sujet que j'arrive à avoir avec les gens, c'est le covid.
Je cherche tellement de réponses partout.
Je deviens anxiogène, je deviens trait pour trait celui à qui l'on pose la question :

« - Ca va ? »

et qui répond :

« Non, ça va pas, Tu sais, j'ai eu le covid et depuis je vis des nuits terribles et j'ai beaucoup d'angoisses. Je comprends pas trop ce que j'ai. Alors tu sais, j'essaye de trouver de solutions. Mais toi, tu as eu le covid ? et ça t'a rien fait…

Voilà, je suis donc devenu cette personne là. Cette personne a qui l'on ose même plus poser une simple question de peur d'obtenir une longue réponse.

Je suis arrivé à un stade où je me dis qu'il est même préférable de parler avec des inconnus plutôt qu'avec son entourage car je vois bien que, progressivement, ils me fuient.
Pourtant, c'est pas faute de chercher des réponses auprès des médecins.
Un jour, je suis convaincu, on verra que le Covid peut vraiment toucher le cerveau et générer tout ce que je trimbale comme maux depuis Mars.

En attendant, j'ai cette chance de pouvoir discuter avec des gens bienveillants et compatissants.
Aujourd'hui, j'ai fait une demande de prières dans un groupe Islamique sur facebook.
Al Hamdoulila, c'est tellement bon de voir plus de 300 personnes me répondre et me faire des invocations. Je suis sûr que ça va m'aider. Qu'est ce qui peut être plus fort que 300 esprits, qui tournent leur cœur vers Dieu, qui ouvrent les mains vers le ciel, pour demander de l'aide à Notre Créateur.

De ce fait, des frères et sœurs Musulmans m'ont donné des conseils en privé :

LAZIZA L.

Mange beaucoup de miel, de gingembre, de curcuma, de nigel, d'ail.
Prépare toi des infusions.
Fais des exercices de respiration.
Ton corps a subi une violente attaque.
Pendant ta crise, essaye de te dire que ça va passer puisque je suis certaine, que c'est le cas.

Hache un peu d'ail, de curcuma et de gingembre, mélange cette mixture à du Yaourt et mange-le.
Bois des tisanes de thym.
Gargarise ta gorge avec des clous de girofles bouilli.
Fais une hyjama. (thérapie par la ventouse)
Pour tes acouphènes, nettoies tes oreilles avec un coton_ige imbibé de jus d'oignons.
Essaye aussi de faire une roya.

RACHID F.

Lis des livres sur la mort pour t'aider à vivre dans la résilience de ce qui doit arriver à tout à chacun.
Apprends à avoir confiance en Allah.
Remets t'en à Dieu.
Fais des invocations quotidiennes.
Ecoute des sourates salvatrices.
Ecoute des discours, des prêches.

Fais de la mort un allié, comme si tu apprenais à connaître le chemin du retour à la maison.
N'oublie pas que la maladie est une bénédiction. Elle efface les pêchés, elle purifie.
Recherche un meilleur rapport à la vie.

Et surtout,

N'EST CE PAS A L'INVOCATION DE SON SEIGNEUR, QUE LES CŒURS SE TRANQUILLISENT.

COVID, LE RETOUR

Jeudi 7 juillet 2022

Le jour que je redoute depuis plus de 2 ans est arrivé. *Je suis positif au covid.*

Je voyais les gens tomber à nouveau comme des mouches mais je me rassurai en me disant que seuls les vaccinés tombaient et il s'avère que non.
J'ai traversé tant de périodes de peur, temps de soirées à lutter contre quelque chose sur lequel je n'avais pas d'emprise.

Je pourrais simplement dire, la volonté de Dieu, même si c'est une réalité mais en l'occurrence, c'est contre cette maladie spécifique que j'ai lutté.

Je ne parle pas de volonté de Dieu car dans ce contexte, cela serait peut-être mal perçu même si j' argumenterai sûrement par la suite, que Dieu m'a fait passer par cette maladie pour bien des raisons.

L'année scolaire s'est terminée avec des pics de stress, de peur, de colère, de frustration et se conclut par ça, le Covid.
Une fois de plus, il vient ternir ce bel été coloré, il coupe court à mon voyage en province et me retranche dans mes peurs que je nourris depuis 2 ans.

Je suis passé par tant d'étapes, tant de moments de souffrances physiques et psychologiques, qu'aujourd'hui je crains de repartir à zéro et recommencer tout ce que j'ai fait.
Repasser entre les mains du kiné, de l'ostéo, de l'acupuncteur, du magnétiseur, et j'en passe.

Surtout, surtout, écrivant l'instant présent :
Comment ce Covid va t-il évoluer en moi ?
Vais je rentrer en détresse respiratoire ?
Vais-je à nouveau être en Covid long?

Depuis mercredi soir, je sentais que quelque chose ne tournait pas rond en moi.
Un très mauvais sommeil mais combien de nuits ai-je passé ainsi !
Alors je ne me suis pas fait plus d'idées que ça.

Je sentais bien que ma gorge était prise, que mon nez coulait mais j'ai accepté d'être enrhumé.
Ce n'est pas comme si cela ne m'était jamais arrivé depuis 2 ans.
J'ai tout de même , tout de suite fais un cataplasme d'argile sur la gorge,
et j'en ai bu également un peu.
J'ai propulsé du stérimar dans mes narines pour finalement m'endormir au bout de quelques minutes.

Au petit matin de jeudi, je me sens tiraillé, fatigue intense, de suite je me décide de prendre ma journée.
Cette dernière journée de travail avant l'heure des vacances.
Enfin du repos, à moi les grasses matinées, réveillé par le chant du coq et des oisillons.

Cette dernière journée où j'aurai du faire mes remerciements un staff qui a bien enduré durant la crise sanitaire.
J'aurais fait mes adieux au CM2 que je ne reverrai plus l'année prochaine.

Au lieu de vie cette dernière journée éveillé, à sourire, à profiter de la bonne humeur de Camille ou de Sonia, je l'ai passé sous mes draps.
Je n'ai que peu de souvenirs de ce jeudi où je n'ai fait que de dormir, à avaler de la soupe histoire de prendre des forces.
Immense fatigue qui ne diminue pas, de là je comprends que ce n'est pas qu'une grippe mais j'essaie tout de même d'occulter autant que je peux.

Cette journée de jeudi s'est donc ponctuée de maux de tête intenses ,de douleurs au dos insoutenables. C'est l'anniversaire de Jessica, c'était prévu que je termine cette journée chez elle. Mais, il m'était impossible de sortir du lit.

Le vendredi, malgré le sommeil de la veille et de la nuit, je me sens toujours aussi faible mais je ne veux pas me tester.
Si c'est le Covid et que cela se confirme, la dimension psychologique va s'enclencher.
Alors je passe mon vendredi au lit et j'espère vite pouvoir reprendre du poil de la bête.

Ma journée se passe dans ma chambre.
Pour compagnon de voyage COVID, Azize, fidèle à lui-même, est venu m'aider durant ces moments de maladie.
J'ai chassé de ma chambre, mon chat, Tito, de peur qu'il attrape également le Covid.

Je discute avec Laurent, Jessica et Camille de mes symptômes afin qu'ils m'aident à ne pas leur donner d'importance.

Comme ils me l'ont souvent répété :

Camille : « *Les symptômes, ils sont la, vis avec et puis ils repartiront comme ils sont venus . C'est ça la maladie.* »

Jessica : « *N'écoute pas tous les élans de ton corps mon fafou.* »

Laurent *:* « *Aujourd'hui, tu as ces symptômes à l'instant T. Accepte. Et demain ça repartira.* »

Azize m'apporte une dimension plus religieuse qui me permet également de me remettre à ma place dans ce monde.

« Ce que Allah décide, devient. Il n'y a pas de lutte à avoir. S'il donne, c'est que ça doit être ainsi pour bien des raisons. »

Finalement, le soleil se lève sur le samedi. Je pensais pouvoir aller mieux et partir à Châteauroux mais pour protéger mes amis qui devaient me recevoir, j'ai décidé de faire un test.
Je descends faiblement les escaliers de la maison pour arriver à la cuisine. J'ouvre le sac à dos rouge qui renferme la boîte d'auto test et je fais la préparation.

Une fois de plus, j'approche le test de mon nez avec beaucoup d'appréhension.
Je passe d'une narine à l'autre et je n'ai pas été bien loin
Il n'y a toujours cette crainte en moi de toucher le cerveau. Je continue la préparation jusqu'au verdict.

Je suis positif.

Deux barres apparaissent très rapidement expliquant mon avis que je suis au cœur des symptômes.
J'acquiesce la nouvelle avec beaucoup de recul. Je me dis en mon fort Intérieur :

« -Farès, calme-toi, depuis mercredi soir, tu n'es pas bien. ok, mais ça allait tant que tu pensais que c'était la grippe.
La, c'est pareil, c'est juste le nom de la maladie qui change. »

Encore une fois depuis l'apparition de la grippe, le monde a dû apprendre à vivre avec et j'imagine que ceux qui ont résisté aux premières vagues de grippe ont sûrement développé des peurs.
Aujourd'hui, et ce depuis plusieurs générations, nous avons été éduqué avec la grippe saisonnière au point de la banaliser.

Pourquoi il devrait pas en être de même avec le Covid ?!
Les générations à venir vont apprendre à vivre avec son augmentation et tout comme ce qui se passe depuis bientôt 2 ans, on tombera régulièrement malade du Covid et nous nous relèverons par la grâce de Dieu.
J'ai donc passé mon samedi et mon dimanche enfermé dans la chambre.

Azize me monte devant ma chambre, des repas qu'il prépare pendant que Camille me nourrit d'encouragements

À quoi bon lutter ?
C'est là , donc tu vas vivre avec pendant quelque temps et tu seras heureux de te dire que le covid n'a pas été le même que le premier.

J'ai cette chance dans mon malheur Covid, d'avoir été bien entouré.
Certes, certains amis que j'estimais beaucoup ont disparu à force de me plaindre de tous mes maux mais les meilleurs sont restés.

La nuit du samedi soir à été extrêmement difficile.
Je ne me sentais pas particulièrement sous pression, j'avais eu la journée pour accuser le coup, j'avais même d'ailleurs pu m'endormir en journée sans aide extérieure
Mais au moment du coucher, en fermant les yeux, des milliers d'images se sont installés sous mes paupières. Impossible d'y faire face.

Qu'est-ce que ce nouveau symptôme?
Alors certes, j'avais passé beaucoup de temps à scroller sur les réseaux sociaux mais cela pouvait-il provoquer une telle réaction?
Cela m'est arrivé une seule fois, en effet et c'était tout aussi impressionnant
Cela s'était produit après avoir visionné 3 films d'action tard le soir.

Peu importe, je prends un demi atarax puis un deuxième et un troisième tout en écoutant comme chaque soir benjamin Lubszynski.
Ces audios me permettent d'avoir une voix de fond. Et je prends conscience d'avoir pu dormir un peu lorsque je n'entends plus la voix. Cela me permet de me rassurer.
Je m'endors vers minuit 30 pour me réveiller vers 7h environ puis 10h00

Je me lève, Azize est resté à la maison et me ramène de la bouillie qu'il a préparé tandis que Camille est en route pour me donner les compléments alimentaires spécifiques covid.

Vitamine C vitamine D et zinc

J'ai d'ailleurs préparé une boîte prête à l'emploi.
Cette boîte covid me permettra les prochaines fois où je contracterai le covid, d'avoir rapidement à disposition, les compléments alimentaires pour m'aider à évacuer ce virus.

La courageuse Camille est restée avec moi dans la chambre, masquée, sans crainte.
Lorsqu'elle est repartie vers 14h, je me suis fait violence à me lever pour aller à la pharmacie effectuer mon test.
Une fois le test fait, à peine cinq minutes se sont écoulées lorsque j'ai reçu le texto me confirmant que je suis bien positif.

J'ai donc entrepris des démarches pour obtenir mon pass au cas où l'État déciderait de nous imposer à nouveau le Pass vaccinal.

Lundi 11 juillet 2022.

Pour le moment je me sens bien dans l'ensemble.
J'ai toujours ces appréhensions, cette peur ancrée en moi que d'autres symptômes puissent apparaître mais pour le moment , il n'en n'est rien.

Mardi 12 juillet 2022

Je n'arrive toujours pas à m'endormir rapidement, mais cette nuit, je n'ai pas eu besoin d'atarax.
Le spray à base de mélatonine m'a bien aidé.
Je me rends compte tout de même que mes intestins sont bien inflammés.
Encore une fois, je me sens dans un bon état général.

Mercredi 13 juillet 2022.

Comme c'est bon de bien dormir.
Comme il m'est libérateur, finalement, de repasser par cette phase Covid.
Lorsque je disais que Dieu m'a sûrement fais vivre cette épreuve depuis 2 ans, je suis désormais persuadé que c'était pour mon cheminement personnel.
Aujourd'hui, je me dis que mon cheminement du moins une partie de mon cheminement est achevée.
C'est comme si que la boucle était bouclée en ayant contracté une seconde fois le Covid.
Je suis prêt, oui je suis prêt, car cette fois-ci, je n'ai pas été traumatisé par le Covid

Ce Covid ne m'a pas amené à l'hôpital.

Aujourd'hui j'ai trouvé la force de prendre ma douche.
Évidemment j'ai terminé ma douche par de l'eau bien glacée.
J'ai préféré anticiper sur une éventuelle inflammation de mon nerf vague plutôt que de laisser ça en suspens.
La bonne nouvelle, c'est que j'ai effectué deux autres auto-tests.
Tous deux sont revenus négatifs.

Jeudi 14 juillet 2022

La nuit a été particulièrement chaude.
Je me suis endormie assez rapidement, mais tout de même réveillé à 4h du matin.
Pas d'angoisse particulière.
Aujourd'hui j'essaie de ne pas créer de lien entre mon réveil de nuit et le Covid.
J'imagine que bien du monde se sont réveillés en pleine nuit de par la chaleur.

Je me suis levé, j'ai rangé ma chambre, changé les draps
et j'ai surtout trouvé la force de me raser.
Il est 14h lorsque je prends ces notes , je m'apprête à faire la prière.

Je suis tellement reconnaissant envers notre Créateur.
Il est temps pour moi d'accepter que le Covid fasse partie de nos vies.

Il me faut lâcher prise.
Il me faut faire confiance à Dieu.
Il me faut croire en moi.
Croire en mon corps, mon système immunitaire et surtout, reprendre une alimentation saine.

Je prie pour que ces dernières page du livre restent éternellement les dernières.

Je prie pour qu'il n'y ait pas de suite à ce Covid.

Je prie pour faire de ce Covid, une banalité, comme on a appris à faire de la grippe une banalité.

Je remercie Dieu.

Je remercie mes proches qui ne m'ont jamais abandonné.

J'espère que ce livre sera une fenêtre ouverte pour donner un peu d'air et d'espoir à ceux qui comme moi ont été pris pour des fous

Et je prie pour que ce Covid ne fasse plus de mal à qui que ce soit.
J'ai conscience qu'il a laissé des traces indélébiles chez beaucoup d'entre nous.
Et je souhaite et je prie, pour que nos corps soient plus forts que cette fichue maladie.
Je sais que ce virus a soulevé la question du corps et de tous les maux. Il a pu réveiller des maux ou en révélé d'autres . Mais Dieu est au contrôle.

Dimanche 17 Juillet 2022

Je me dois , avant de conclure ce livre , de finir ce dernier tableau de bord par :
J'ai enfin pu faire ma crémallère.
Et comme c'était bon que de pouvoir passer du temps avec ceux que l'on aime.
Biensur, je n'ai pas pu inviter tout le monde et certains que j'ai invité n'ont pas pu venir. C'est ainsi. Mais je suis ravi d'avoir pu retrouver un tel moment. C'était, simple, c'était agréable et plein de rires.

Azize, Mika, Danjou, Bachir de Arles et Bachir de Chateauroux. Merci pour votre présence et surtout d'avoir fait en sorte que les invités ne mangent pas que des chips.
Merci à tous ceux qui ont pu venir. Zizou, Jessica, Bélo, Sylvie, Evelyne, Rolland, Charles, JC, Edouard, Patou...
Une énorme pensée va directement à Camille qui n'a pas pu être présente mais qui a été tout de même là, tout le long. Cette crémaillère aurait eu un goût encore plus doux si tu avais été là physiquement mais le cœur y était. Merci Whatsapp.

Quelle bonne soirée et je suis content de pouvoir me dire que j'ai pu passer une soirée sans avoir peur de contracter le covid vu que j'en sors.

Il est clair que, avec du recul, il fallait que je repasse par là pour désapprendre ce que j'ai appris du covid lorsqu'il s'est installé dans mon corps en Mars 2020.
Pour finalement apprendre, avec ce covid de 2022, que je m'en suis sorti plutôt bien.

Je me sens tout de même bien affaibli mais en vie . J'ai besoin de faire ma sieste en journée car mes nuits ne sont toujours pas reposantes mais je garde espoir qu'avec le temps, il y aura encore des progrès.

J'apprends à redevenir le Farès d'avant l'ère covid et j'aspire et j'espère y arriver. Je suis confiant. J'ai confiance en Dieu et je prie pour que mon esprit puisse se reposer des épreuves. J'ai besoin de souffler.

J'ai tout de même cette crainte d'arrêter mes notes régulières. J'ai quand même la peur au ventre de devoir ouvrir un nouveau chapître si je venais à avoir de nouveaux symptômes post covid.
Mais il est primordial pour moi tout de même de tourner la page et de mettre un point final sur ce livre, COVID, DANS L'ENFER D'UN MAL MECONNU..

J'espère qu'il pourra aider certains d'entres vous , qu'il donnera de l'espoir à d'autres et surtout qu'il permettra à ceux qui ne vivent pas cette épreuve qu'est le covid long, de mieux comprendre, de mieux cerner ce que nous subissons..

Non, nous ne sommes pas des fous.
Non, ce n'est pas que dans la tête même si je suis convaincu effectivement, qu'il y a une part d'anxiété.
Non, nous ne faisons pas exprès d'être fatigué, ou au contraire de ne pas réussir à dormir.

Le Covid, et c'est aujourd'hui démontré, ne touche pas que les poumons. Il affecte tous les organes du corps dont le cerveau qui est l'organe de commande.

Le temps montrera que le covid est plus grave qu'il n'y parait ainsi que le vaccin qui est un pur poison. Que Dieu m'en préserve une fois de plus.
Soyons forts, tenons bon.
Les chercheurs trouveront je l'espère, des traitements qui soigneront.
En attendant, les thérapeutes sont nos meilleurs alliés pour au moins, atténuer les sympômes.

Je remercie chaleureusement les personnes qui m'ont soutenu dès les premiers signes du covid.
Azize, Jessica N, Nathalie C , Assitan, Amandine, Sidi, Sutio, Axel, Ibrahima, Annabelle, Isabelle, Nathalie R, Pierre, Amélia, Alexis, Laurent, Magali, Mika, Evelyne, Dalhia
Rékia, Sonia, Sarah, David, Claudie, Jerry, Niamé, Christianne
Félix, Claudia, Hiba, Sawsène, Lary, Bibo, Touria, Louise, Mira, Gwénaelle
Dr Auffrey, Patricia ma pharmacienne, Dr Allouche, Clément mon Kiné, Ines mon oestéo, mon accupunctrice, Tiffany ma co-écoutante, Mohamed mon magnétiseur, Nassima pour la Hijama, Cécile ma psychologue. Marie-christine une seconde magnétiseuse.
Evidemment, ma famille :
Maman (Allah Ya Rahma) Nordine, Salah, Hannissa, Myriam et mon beau-père Mohamed
Tous mes neveux et nièces.
La famille Lajnef, françoise, Jessica Y.
Camille.
Pardon à ceux que j'ai pu oublier.

Je fini ce livre par une belle note d'amour pour les petits amours de ma vie Qyâm (Super-qyqy) et Imane (bébé I). Je vous aime et vous aimerai ici bas sur terre, et au-delà des frontières de la matière.

Le combat n'est pas fini…

Printed in Poland
by Amazon Fulfillment
Poland Sp. z o.o., Wrocław
09 November 2023

5521f3da-8d8a-44e9-bead-0af29f7cd889R01